Abdominales
con
balón

También de Colleen Craig

Pilates con balón: El ejercicio más popular del mundo usando un balón

Abdominales con balón

Aprovechando Pilates
para construir
excelentes abdominales

Colleen Craig

Inner Traditions en Español
Rochester, Vermont

Lasser Press
Mexicana, s.a. de c.v.
Mexico, D.F.

Inner Traditions en Español
One Park Street
Rochester, Vermont 05767
www.InnerTraditions.com

Lasser Press Mexicana, S. A. de C. V.
Praga 56 Colonia Juárez
Mexico D. F.

Inner Traditions en Español es una división de Inner Traditions International

Título original: *Abs on the Ball*

Traducción al español por Martha Laura Malo Esparza de la edición en inglés de
Inner Traditions International y Lasser Press Mexicana, S.A. de C.V.

*Nota para el lector: La intención de este libro es ser sólo una guía de información. Los
remedios, enfoques y técnicas descritas aquí, tienen el propósito de complementar y no de
ser un sustituto, para una asistencia médica profesional o un tratamiento. No deberán
usarse para tratar algún problema serio, sin la previa consulta con un profesional califi-
cado en el cuidado de la salud.*

Diseño de texto por Cindy Sutherland
Esquema de texto por Virginia Scott Bowman
Este libro fue tipografiado en Goudy con Avant Garde para resaltar

ISBN 1-59477-006-9 (Inner Traditions en Español)
ISBN 968-458-530-6 (Lasser Press)

Impreso y encuadernado en los Estados Unidos por Capital City Press
Printed and bound in the United States by Capital City Press

10 9 8 7 6 5 4 3 2 1

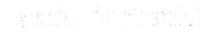

Contenido

1

¿Por qué otro libro de acondicionamiento abdominal?

Todos entendemos por qué se necesita alguna instrucción cuando estamos aprendiendo a manejar un automóvil, a operar una computadora o a hablar un nuevo idioma. Lo mismo aplica al acondicionamiento abdominal, a pesar de que usamos nuestros cuerpos todos los días sin ningún "instructivo". Si queremos dar tono a nuestros abdominales con eficiencia, recibir los beneficios de una espalda baja fuerte y una buena postura, tenemos que enseñar a nuestros músculos profundos a trabajar apropiadamente. El tema central de *Abdominales con balón* es entrenar la capacidad de resistencia, de adentro hacia afuera, de los músculos estabilizadores del abdomen y espalda. Este libro le dará la información que necesita, sin importar su nivel de acondicionamiento, para construir una excelente fuerza abdominal y una espalda saludable.

Puede ser que algunos de los principios que se introducen aquí le sean desconocidos. Ya sea usted un atleta profesional, un veterano aficionado del acondicionamiento o un novato que se lanza en su primer entrenamiento, lo importante es que empiece lenta y cuidadosamente con los ejercicios fundamentales, que se encuentran al comienzo de cada capítulo de práctica, para obtener el total beneficio de *Abdominales con balón*. Pero antes de empezar, vale la pena hacer la pregunta: ¿Por qué otro libro de acondicionamiento abdominal? ¿Qué tienen de malo las técnicas que hemos aprendido en el pasado? Y ¿qué tiene de especial entrenar con un balón?

El problema con el "Acondicionamiento abdominal" tradicional

Cada vez que visito un gimnasio, asisto a una clase de acondicionamiento u observo a los atletas entrenar, veo ejemplos de una mala técnica, cuerpos desbalanceados y defectuosos patrones de movimiento, pero en ningún lado existe una equivocación mayor que en el entrenamiento de abdominales. Las personas realizan interminables sentadillas y giros de columna vertebral, para crear perfectos abdominales de "lavadero" o esculpir una cintura estrecha, sin darse cuenta que pueden estar perdiendo tiempo y energía —sin importar que también pueden estar dañando su espalda baja.

Por fin se está reconociendo la asociación entre el dolor de espalda baja y los abdominales débiles, por lo que en la actualidad, la mayoría de las personas que entrenan, dedican por lo menos algo de su tiempo al acondicionamiento abdominal. Algunas hasta llevan registros del número de sentadillas que hacen en el tapete o con las máquinas. ¿Por qué hay tanta gente desilusionada con los resultados? ¿Por qué es tan común el dolor de espalda baja o la incomodidad después de las sesiones de ejercicios?

Imagine a la espina dorsal como una multifragmentada astabandera. Los largos músculos superficiales del tronco se parecen a los alambres que equilibran el asta. Estos largos músculos, cercanos al exterior del cuerpo, abarcan una distancia más grande que los profundos y permiten acciones de un rango más extenso de movimiento, tales como el arquear la espalda o doblar la espina dorsal. Los pequeños músculos espinales, más adentro del cuerpo, soportan las uniones entre cada segmento del asta. Estos que son los estabilizadores, también llamados centrales, son los músculos profundos del abdomen y de la espalda baja que proporcionan estabilidad a la columna vertebral. Si no trabajan con eficacia, el astabandera se desestabilizará. Y lo más importante de todo, si estos músculos profundos no tienen la capacidad de resistencia para hacer el trabajo de soportar la espina dorsal, otros músculos se pueden reclutar de relleno, trabajando en formas para las que no fueron diseñados.

Los antiguos métodos de acondicionamiento abdominal tienden a ejercitar el cuerpo en una dirección o patrón invariable. Sin embargo, esto no es muy eficaz: en el movimiento diario, nuestros cuerpos se inclinan hacia delante, se extienden, rotan y doblan a los lados, nuestras extremidades giran hacia dentro y afuera, a través de la línea media del cuerpo y fuera de ésta. Los ejercicios tradicionales estiran principalmente las capas exteriores del cuerpo —por ejemplo, el rectus abdominis, un músculo abdominal superficial que corre verticalmente hacia abajo del abdomen. A pesar de que el papel del rectus es flexionar el tronco, al sentarse o pararse este músculo no soporta de forma directa a la espina dorsal— ni tampoco ayuda directamente a sanar o prevenir el dolor de la espalda baja.

Otro punto de confusión en el acondicionamiento tradicional de abdominales, involucra al músculo flexor de la cadera conocido como psoas; un largo y fuerte músculo que se origina en las partes óseas de las vértebras de la espina dorsal baja, cruza al frente de la pelvis y se adhiere a la parte superior del fémur. Por lo general, a éste tan profundo músculo usualmente no se le considera un estabilizador porque su papel es conectar centro con pierna y no centro con centro. Sin embargo, es muy fuerte y puede apresurarse a ayudar a los abdominales en ejercicios tradicionales de acondicionamiento. Piense en la máquina para hacer abdominales, que apoya el peso de su cuerpo en los antebrazos y permite que las piernas cuelguen libremente. Conforme levanta las rodillas para realizar el ejercicio, el ardor que siente se localiza en los flexores de la cadera (incluyendo los cuadriceps) y en el músculo superficial rectus abdominis, no en los abdominales profundos.

Lo mismo ocurre con las sentadillas comunes. Por desgracia, en muchas instalaciones deportivas, el número y la velocidad de éstas todavía se usa como una medida de acondicionamiento. Algunos entrenadores sienten que doblar las rodillas o clavar los tobillos en el tapete durante las sentadillas inactivará el psoas, pero el doctor en medicina Stuart McGill, un experto orientador en estabilización y desórdenes de la espalda baja, ha probado que esto tiene un mal fundamento. Descubrió que las sentadillas de piernas estiradas, rodillas dobladas y talones en el tapete, todo junto involucra una considerable activación del psoas, e impone considerable compresión en la espina dorsal. McGill recomienda doblarse hacia abajo en lugar de hacer las sentadillas. Este ejercicio es un movimiento mucho más pequeño; manteniendo la pelvis estable y la curva natural en la espalda baja, sólo se flexiona la parte superior del cuerpo. McGill también está a favor de las tablas de lado o ejercicios de puente lateral, para los oblicuos abdominales, en lugar de los tradicionales ejercicios de doblar la espina dorsal. (En los ejercicios de tabla y puente de lado, el ejercitador está sobre su lado, apoyado en el codo o la mano al levantar las caderas del tapete). Más adelante en este libro, aprenderemos variaciones del ejercicio puente lateral.

La esencia básica de la información anterior es ésta: el resultado de apuntalar los pies debajo de las manos del entrenador y doblarse rápidamente hacia arriba, es desarrollar potentes flexores de cadera y no fuertes abdominales profundos. Muchas repeticiones rápidas pueden comprimir la espalda baja y agravar el dolor ahí. Fuertes y acortados flexores de cadera pueden arrastrar la espalda baja hacia un arco. Hacer rápidos abdominales también puede empujar los músculos del cuello y encorvar los hombros, provocando dolor en el cuello.

Aprendiendo de la más reciente investigación

Desde hace tiempo, los expertos en el campo de la rehabilitación han sabido que un centro abdominal fuerte protege a la espina dorsal, pero fue hasta hace muy poco que estuvieron completamente seguros de saber cómo funciona este proceso. En su altamente accesible libro, *Spinal Stabilization: The New Science of Back Pain* [Estabilización de la espina: La nueva ciencia del dolor de espalda], Rick Jemmett explica el importante papel que los músculos abdominales más profundos tienen sobre la columna vertebral. El transversus abdominis se adhiere

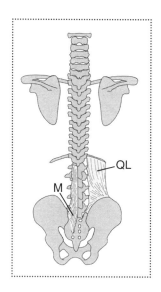

músculos profundos de la espalda

El doctor en medicina Stuart McGill y sus asociados creen que todos los músculos del tronco juegan algún papel en la estabilización, pero el multifidus y el quadratus lumborum se han identificado como los estabilizadores claves de la espalda.

Uno de los más profundos extensores de la espalda, los músculos multifidus, consisten en pequeños grupos que pasan de una vértebra a otra. Se ha mostrado que los multifidus ayudan a la contracción del transversus abdominis y viceversa. El quadratus lumborum une a cada vértebra de la espalda baja con las costillas y borde superior de la parte posterior de la pelvis. Cuando este músculo se contrae, provoca que la espina lumbar y la caja torácica se doblen a un lado.

directamente en la columna vertebral, a través de la fascia y así puede "estabilizar cada una de las vértebras de la espalda baja, evitando el exceso de movimientos deslizantes y ladeados". Jemmett revisa las últimas investigaciones de Canadá, los Estados Unidos, Japón y Australia, y concluye que los diversos músculos de la espina dorsal tienen diferentes funciones. La capa más profunda consisten en pequeños músculos de la columna vertebral y ligamentos que la sostiene y actúan como "sensores de posición", proporcionando al cerebro importante información sobre la posición de las articulaciones de las vértebras. La siguiente capa corresponde a los estabilizadores —músculos profundos del abdomen (transversus abdominis, oblicuos internos) y de la espalda (multifidus, quadratus lumborum). Su función es estabilizar la espalda baja y la espina dorsal, y mantenerlos libres de dolor. Finalmente, las capas exteriores o superficiales, consisten de largos músculos (rectus abdominis, erector spinae, oblicuos externos) que crean movimientos poderosos, como flexionar y extender la espina dorsal. Una vez que los estabilizadores proporcionan un fuerte cimiento, los movimientos de la capa exterior se pueden realizar con seguridad.

La prácticas convencionales de estiramiento abdominal y de espalda acentúan demasiado a los largos músculos del tronco, dejando, como Jemmett escribe, "a los atletas y los pacientes de fisioterapia físicamente sin preparación para su trabajo o actividad deportiva".

Últimamente, un equipo de investigación de la Universidad de Queensland, Australia, ha llamado mucha la atención al declarar que la habilidad de una persona para localizar y mantener la conexión abdominal profunda, puede resultar en una notable reducción del dolor de la espalda baja. Los investigadores —Carolyn Richardson, Gwendolen Jull, Paul Hodges y Julie Hides— concluyen que si la pared abdominal se abulta durante un movimiento, es probable que el trasversus abdominis profundo haya dejado de funcionar y perdido su "contracción parecida a un corsé", que acentúa la estabilidad en la pelvis y la espalda baja, al incrementar la rigidez de la espina lumbar y protegiendo los segmentos lastimados de la parte trasera, si existen. La rigidez de la espina lumbar durante el ejercicio no significa falta de flexibilidad en las articulaciones, sino una espina dorsal que tiene un potencial para el movimiento completo mientras permanezca sólida y perfectamente alineada.

Stuart McGill subraya que la construcción de la resistencia muscular, es el más atinado acercamiento para estabilizar la espalda baja. Sugiere que para hacer esto en los estabilizadores, se agreguen contracciones isométricas (sostener una contracción sin mover el cuerpo), mientras trabaja con los abdominales activados o "revigorizados" y el cuerpo en espina dorsal neutral. (Esta es una posición que mantiene las curvas naturales en la columna vertebral, sin aplastarlas o exagerarlas). Ya sea que se trabaje con pacientes en rehabilitación o atletas de alto rendimiento, McGill hace hincapié en "no abusar de la espina dorsal" y "practicar" continuamente saludables patrones motores y de movimiento.

Esta nueva investigación es igualmente importante para los entrenadores y los estudiantes, porque existe mucho cruce entre la rehabilitación y los mundos del acondicionamiento. Para cualquiera que esté diseñando o participando en un programa de ejercicios, es muy importante tener un claro entendimiento de la forma en que trabajan nuestra espalda baja y abdominales. Conforme esta reciente información se esparce por todo el mundo del acondicionamiento, más entrenadores e instructores están enseñando las técnicas de "preparar" o "alistar" los abdominales y a "moverse desde el centro". Sin embargo, los estudiantes y entrenadores deben estar doblemente seguros que están apuntando hacia los músculos correctos. ¿Cómo puede una persona promedio o un atleta distinguir entre un músculo profundo y uno superficial? ¿Qué sentirán si se está haciendo la conexión correcta? Y una vez que un músculo profundo es localizado y entrenado, ¿cómo se puede integrar en un patrón de movimiento saludable?

La central de fuerza de Pilates

Durante la Primera Guerra Mundial, el alemán Joseph H. Pilates (1880-1967) ideó una serie de ejercicios para ayudar a la gente a sobreponerse de lesiones y problemas de postura. El fundador del ahora famoso Método Pilates de acondicionamiento corporal no tuvo acceso a la investigación que tenemos hoy, pero sus teorías de movimiento estuvieron muy adelantadas para su tiempo. Él consideró al área abdominal, en conjunción con los músculos espinales profundos, como el centro o "central de fuerza" del cuerpo. La percibió, el "cinturón de fuerza", como el área entre las costillas inferiores y la pelvis, la región que conecta el abdomen con la espalda baja y los glúteos. Para Pilates, que estudió yoga y meditación Zen, así como las disciplinas de ejercicios occidentales, este cinturón circular de soporte abdominal y de músculos espinales, era tanto un centro mental y espiritual como uno físico y gravitacional.

Uno de los principios fundamentales detrás del aclamado Método Pilates, consiste en que la central de fuerza es el centro de todo movimiento: entre más fuerte sea, más poderoso y eficiente será el movimiento. Así que al empujar suavemente el ombligo e involucrar a los músculos centrales profundos, antes de cada ejercicio Pilates uno recluta el centro. (Ver el recuadro "Los músculos estabilizadores del centro" en la página 9). La meta es mantener la parte central inmóvil y estable, mientras que se están realizando los movimientos precisos de los brazos y piernas. Sin embargo, es importante distinguir entre los movimientos de la vida diaria y los que se hacen concientemente desde la central de fuerza. No queremos una tensa contracción crónica de los abdominales, en una base de momento a momento en nuestros días, ya que esto interfiere con el movimiento hacia abajo parecido a una bomba del diafragma. Sólo se debería comprometer a los músculos del centro como parte de un régimen de entrenamiento y acondicionamiento o antes de levantar una carga, no como una forma de vida.

Los tres músculos abdominales —el rectus abdominis, los oblicuos externos e internos, y el transversus abdominis, éste último es el jugador clave—trabajan con los músculos espinales, (los más importantes son el multifidus y el quadratus

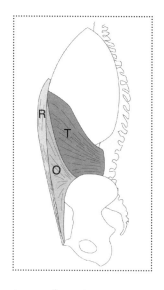

los músculos abdominales

El transversus abdominis es el más profundo de los cuatro músculos abdominales. Se envuelve de forma horizontal alrededor de la cintura y estabiliza la espina lumbar, al estrechar la pared abdominal. Últimamente este músculo ha atraído mucha atención debido a que se le asocia con la prevención del dolor de la espalda baja.

Le siguen los oblicuos internos y externos que son el corsé natural del cuerpo, responsables de la flexión de lado y del giro de la espina dorsal.

Para finalizar, el largo rectus abdominis superficial que corre hacia arriba desde el hueso pubiano a la parte inferior del esternón y los cartílagos de las costillas inferiores. Es el responsable de la flexibilidad del tronco y de aplanar el abdomen.

lumborum) para construir la central de fuerza. Ahora, los profesionales de Pilates están incluyendo también el piso pélvico en esta central, debido a la forma en que esta tira de músculos y ligamentos se conecta a los abdominales profundos, a través del sistema nervioso. Localizado en la parte inferior de la pelvis, el piso pélvico está compuesto de los músculos que se usan para controlar el flujo de la orina y los desechos sólidos del cuerpo. Para los hombres y las mujeres es importante fortalecer los músculos del piso pélvico y se hablará de esto más adelante en "Fundamentales de Abdominales con balón".

Muchos, en los mundos del acondicionamiento físico y la rehabilitación, creen que trabajar desde la central de fuerza o el centro profundo, es la manera más efectiva y segura de ejercitar el cuerpo. He visto resultados muy favorables cuando se trabaja con este principio clave en mente. Este es el motivo por el cual yo he escogido un acercamiento Pilates para *Abdominales con balón*, aunque los orígenes de algunos de los ejercicios que se presentan aquí no se basan en él. Este método está apoyado por la más reciente investigación en rehabilitación y acondicionamiento del cuerpo y es altamente recomendado mundialmente por doctores, terapeutas físicos y otros profesionales.

El balón es la pareja perfecta

Utilizar un acercamiento Pilates es sólo una parte de lo que hace tan incomparable a Abdominales con balón. El otro elemento consiste en que usted estará usando un balón para enriquecer su entrenamiento.

El secreto del éxito del balón es su más distintivo rasgo —su forma esférica. A diferencia del tapete y la máquina, el balón tiene una superficie móvil. Su inestabilidad "alerta" a los músculos dormidos, reclutando las fibras musculares profundas y las superficiales. Paul Chek, un especialista en ejercicios y cuidado de la espina dorsal, reconocido internacionalmente, famoso por su trabajo pionero en el acondicionamiento atlético utilizando balones para ejercicios, explica cómo la inestabilidad del balón amenaza los reflejos del cuerpo para que el organismo empiece a disparar los músculos estabilizadores "por una absoluta necesidad". Stuart McGill encontró que el curvearse sobre un balón con los pies en el piso, prácticamente duplica la activación de los músculos abdominales en comparación de la misma posición sobre una superficie estable. El esfuerzo de trabajar en una superficie móvil crea una demanda mucho mayor sobre el sistema motor. Un ejercicio con el balón requiere de una completa concentración; así como construye el centro abdominal, también entrena los músculos profundos de la espalda, caderas, piernas y brazos.

Utilizar el rango total de movilidad es una forma más equilibrada y útil de trabajar los abdominales. Mientras trabaja sobre una superficie redonda, usted se concentrará en estirar los abdominales, no sólo en acortarlos al hacer con rapidez una serie de veloces y vigorosos abdominales. Usted sentirá cómo la contracción de alargamiento (excéntricas) es tan importante como la contracción de "curvearse hacia arriba" o de acortamiento (concéntricas). De hecho, la contracción de alargamiento es más trabajo para los músculos, ya que usan los músculos como frenos, al extender el cuerpo con cuidado al regresar a su posición inicial sobre el balón o el tapete. En algunos casos mantendremos el cuerpo en una posición sin movimiento, aumentando la tensión en el músculo, sin cambiar su largueza. A esto se le llama una contracción isométrica y construye la resistencia de los músculos.

El balón requiere que usted haga el ejercicio con lentitud, dándose tiempo para comprometer los músculos correctos mientras pone atención en la forma en que realiza los ejercicios. Para algunos de los ejercicios usará un balón ultrasuave de 27 centímetros, llamado *Overball*. Este pequeño balón es extremadamente útil para mantener las piernas alineadas, además de tener otras ventajas, como por ejemplo: un suave apretón involucra a la parte interna de los muslos y ayuda a la mayoría de las personas a localizar los músculos del piso pélvico, en la parte inferior del área abdominal. Es lo suficientemente firme como para ayudar a la resistencia, pero tan suave que responde a los cambios de peso; también lo usamos para suspender las caderas fuera del tapete, apoyando la espalda baja en una postura correcta y quitar la presión del cuello mientras damos tono a los abdominales, glúteos y muslos.

El balón, pequeño o grande, mantendrá sus abdominales despiertos. Le ayudará a balancear su entrenamiento al alternar los abdominales superiores y los inferiores, y acondicionará los oblicuos y el quadratus lumborum, los músculos entrelazados que dan forma a la cintura y permite que su espina dorsal rote y se doble a los lados. También trabajaremos boca abajo, sobre el estómago, para entrenar los músculos profundos de la espalda y lateralmente, para trabajar los que se flexionan al lado y rotan. Usted debe disfrutar y no sentir dolor, en estos inusuales y variados ejercicios, que están diseñados para construir una excelente fuerza abdominal y una espalda saludable. Pero antes de empezar, estudie los fundamentales a conciencia y regrese a ellos con frecuencia, para entender los ejercicios y realizarlos con seguridad y eficiencia.

2

Fundamentales de Abdominales con balón

Ejercicios fundamentales que se encuentran al principio de cada capítulo siguiente de práctica, están diseñados para poner en práctica los conceptos que se discuten a continuación. Como se mencionó con anterioridad, para la mayoría de la gente —hasta para los experimentados atletas— es necesario que primero se aíslen y entrenen los músculos profundos de la espalda y del abdomen, antes de embarcarse en ejercicios más difíciles. Para hacer esto, usamos movimientos pequeños que vuelven a programar el cuerpo, en una forma segura y funcional. Esta es la base de los ejercicios fundamentales. El nuevo conocimiento y la fuerza central desarrollada a través de estos ejercicios, se integran en los ejercicios básicos, intermedios y avanzados de Abdominales con balón. No deje de leer sobre estos conceptos clave y practique los ejercicios fundamentales al principio de cada capítulo de práctica.

La respiración: Un decisivo punto de inicio

Estamos inhalando por la nariz y exhalando por la boca. Al exhalar, asegúrese de que el ombligo se empuje hacia adentro con suavidad y que los abdominales estén activados.

Estamos tratando de guiar la respiración, no hacia los abdominales ni al pecho superior, sino a la parte de atrás de la caja torácica. Muy a menudo los estudiantes me preguntarán por qué no estamos respirando hacia el estómago. En la vida diaria no es deseable una contracción rígida crónica de los abdominales. Sin embargo, cuando empezamos a movernos del centro abdominal o núcleo interior de apoyo, llamado central de fuerza, necesitamos asegurarnos de que los músculos centrales estén totalmente involucrados para proteger la espalda baja. La respiración que estamos practicando aquí es una de caja torácica o de diafragma. Éste es un músculo para respirar, con forma de cúpula, que ayuda a los estabilizadores a sostener la espina dorsal. En la inhalación el abdomen se puede elevar suavemente. Sin embargo, en la exhalación, asegúrese que el ombligo esté sumido hacia adentro para que el transversus abdominis y los oblicuos puedan tensarse alrededor de la columna vertebral. El exhalar debe ser relajado y completo, y le debe ayudar a encontrar la conexión abdominal.

En este libro existe un patrón de respiración para acompañar a cada ejercicio. Estos modelos son flexibles y pueden alterarse para estar de acuerdo con sus necesidades personales. Una regla general es esta: inhalar para preparar, explorando el cuerpo para verificar su alineación y exhalar en el esfuerzo excesivo. Sobre todo, no fuerce la respiración ni la sostenga.

El jugador clave: Transversus abdominis

Coloque sus tres dedos más largos a dos y medio centímetros hacia adentro de los huesos de la cadera, oprima profundamente y tosa. El músculo que usted siente es el transversus abdominis. Con la correcta contracción usted sentirá una tensión en la punta de los dedos cuando la pared abdominal se estrecha.

El transversus abdominis es el músculo abdominal más profundo e importante. Se envuelve horizontalmente alrededor de la cintura como un corsé y estabiliza la espalda baja al estrechar la pared abdominal. Ahora que usted ha localizado el músculo, mientras realice los ejercicios coloque los dedos aquí de vez en cuando, para asegurarse que el músculo está trabajando. Como es uno profundo; usted necesita presionar lo suficiente hacia adentro para sentirlo. Recuerde que la pared abdominal se estrecha cuando el transversus abdominis se compromete apropiadamente. Si las puntas de los dedos son empujadas hacia fuera, los abdominales se abultan o se salen, entonces usted ha perdido la conexión profunda.

Los ejercicios fundamentales que se encuentran al principio de cada capítulo de práctica, ayudan a aislar y entrenar al transversus abdominis. Regrese a estos fundamentales, y en intervalos regulares vuelva a verificar que usted tenga la contracción correcta. Si todavía tiene problemas para encontrar este músculo, puede ser que la primera vez necesite trabajar con un fisioterapeuta especializado o un experimentado profesional Pilates, entrenado en rehabilitación, para que ayuden a identificarlo. No se olvide de utilizar la respiración para apoyarse. Cuando haya localizado el músculo correcto, trate de mantener la contracción profunda lo más frecuentemente posible, antes de agregar movimiento de brazos y piernas.

Conectando el ombligo a la espina dorsal

Use el ombligo para retraer con suavidad el estómago bajo hacia la espina dorsal. Piense en estrechar la cintura, no sólo en aplanarla. Conectar el ombligo a la espina dorsal protege a ésta última y ahueca el estómago al activar los músculos abdominales profundos.

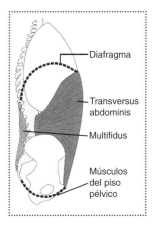

los músculos estabilizadores centrales

Los músculos estabilizadores o "centrales" proporcionan apoyo a la pelvis y espalda baja, al incrementar la rigidez de la espina lumbar y proteger los segmentos lastimados de la espalda, si existen. Las autoridades australianas sobre la estabilización de la espina dorsal, describen a estos músculos como un cilindro en tercera dimensión.

Al frente y a los lados del cilindro se encuentran los transversus abdominis profundos; en la pared posterior están los multifidus. La base del cilindro está formada por los músculos del piso pélvico y la tapa del diafragma, un músculo que sirve para respirar, que tiene forma de cúpula. La estabilidad de la espalda baja depende de que los músculos del centro sean fuertes y trabajen juntos, para transformar el abdomen y la espina dorsal en un cilindro rígido.

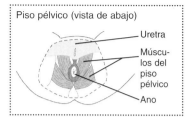

Piso pélvico (vista de abajo)

- Uretra
- Múscu-los del piso pélvico
- Ano

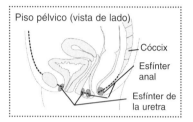

Piso pélvico (vista de lado)

- Cóccix
- Esfínter anal
- Esfínter de la uretra

los músculos del piso pélvico

Localizados en la parte inferior de la pelvis, los músculos del piso pélvico son un cabestrillo de mús-culos y ligamentos que están suspendidos del cóccix y los huesos de asiento hacia el hueso pubiano, y mantienen los órganos internos dentro de la pelvis. Estos músculos se conectan a los abdomi-nales profundos a través del sistema nervioso.

Tensar el piso pélvico ayuda a hombres y mujeres a encontrar la conexión con los abdomi-nales profundos.

"Subir vigorosamente y ahuecar", escribe Lynne Robinson, la famosa autora Pilates. "Imagine que está subiendo enérgicamente los músculos desde el hueso pubiano hasta el ombligo, como si se estuviera poniendo unos pantalones de vaqueros demasiado apretados". Aquí sus palabras claves son *desde el hueso pubiano hacia arriba hasta el ombligo*. Piense con calma. No sólo meta los intesti-nos, porque para la mayoría de la gente esto significa ahuecar la caja torácica y los abdominales superiores. Piense en meter con suavidad el abdomen *bajo*, entre el ombligo y el hueso pubiano. Estreche la cintura en de lugar de apla-narla. Recuerde, es la respiración —la exhalación— lo que ayudará a activar los abdominales profundos.

El piso pélvico: El "elevador" al fondo de la central de fuerza

Para hombres y mujeres, contraer el piso pélvico es una forma segura de activar los abdominales profundos, porque existe una conexión neurológica entre el piso pélvico y el transversus abdominis.

Localizados en el fondo de la pelvis, los músculos del piso pélvico se involu-cran cuando se controla el flujo urinario y otros desechos del cuerpo. Este cabe-strillo de músculos y ligamentos que se conecta del cóccix y los huesos de asiento al hueso pubiano, sostiene los órganos internos dentro de la pelvis. Estos músculos se conectan a través del sistema nervioso a los abdominales profun-dos. Algunas personas pueden conocer las contracciones del piso pélvico con el nombre de ejercicios Kegel, que se dan a las mujeres antes y después de dar a luz, para tonificar el piso pélvico. Tensarlo ayuda a hombres y mujeres a encon-trar la conexión abdominal profunda.

Piense en un elevador que levanta y crea apoyo para toda el área abdominal. Utilizaremos el balón pequeño y el grande para aprender a darle poder al ele-vador del piso pélvico e involucrar a los músculos profundos de la central de poder.

Pelvis neutral

La pelvis neutral es una postura que mantiene la curva natural de la espalda baja y coloca a la pelvis en la posición más segura y menos tensa.

Recuéstese de espalda sobre el tapete y trate de deslizar la mano bajo de espalda baja. Con la mayoría de las formas de cuerpo, se debería ser capaz de introducir los dedos entre el tapete y la espalda. Es preferible que este espacio sea más bien pequeño que profundo. Algunas personas pueden necesitar incli-nar un poco la pelvis hacia arriba, hasta que puedan aislar y controlar los abdominales para mantener la pelvis neutral.

En la sección de práctica del libro aprenderemos a encontrar consistente-mente la pelvis neutral y luego, cómo mantenerla mientras se agrega movimiento. ¿Por qué estamos tan interesados en la curva natural de la espalda baja? La pelvis neutral la coloca en su mejor posición amortiguadora y ayuda a facilitar la contracción profunda del transversus abdominis, que estrecha la cintura. Cuando se recuesta sobre la espalda en pelvis neutral, los dos huesos de la cadera y el pubiano están en el mismo plano. La exacta curvatura de la pelvis neutral puede variar en cada persona.

Una forma de encontrar la espina dorsal neutral es sentarse sobre el balón y rebotar tres veces. Por lo general, el cuerpo reacciona al alargarse en una posición óptima. No aplane la curva de la espalda baja ni la exagere cuando se siente en el balón o se recueste sobre el tapete. Sólo queremos trabajar con la curva natural.

Hay una excepción para la posición de pelvis neutral, que la mayoría de los profesionales de Pilates apoyan. Cuando se recueste sobre el tapete y extienda las piernas al aire, es preferible que aplane la espalda baja sobre el tapete. En algunos trabajos de abdominales avanzados, puede ser dañino para la espalda baja si ésta no queda apoyada seguramente en el tapete y en lugar de eso, se le permita arquearse hacia arriba cuando los abdominales se hinchan. En cualquier caso, no fuerce la espalda baja hacia abajo, para que esto no haga que los glúteos o las caderas se tensen. Cuando la espalda baja se alarga hacia el sacro —las cinco vértebras fusionadas en la base de la espina dorsal— debe de permanecer siempre en contacto con el tapete y los glúteos no se deben de levantar.

De adentro a afuera

Entrene primero los músculos internos y después la capa exterior.

Aspiramos a trabajar de adentro a afuera. El rectus abdominis superficial y los grandes músculos exteriores del tronco, como el erector spinae, se parecen a los cables que equilibran un astabandera. Pero son los músculos profundos los que proporcionan el apoyo en las uniones entre cada segmento de la espina dorsal. Entre más fuertes sean los pequeños músculos profundos, con más vigor podrán trabajar los grandes músculos superficiales. Si el sistema de músculos profundos no proporciona un apoyo interior para los exteriores, los superficiales más grandes pueden ser señalados para tomar el mando y actuar en formas para las que no están diseñados.

Abdominales diarios

Los abdominales y la fortaleza de la espalda baja son esenciales para la vida diaria, los deportes y las actividades recreativas.

Este trabajo no debería detenerse cuando usted rueda fuera del balón. Aprenda a estabilizar apropiadamente la central de fuerza en todas sus actividades diarias, para evitar lesiones. Ya sea que esté cavando en el jardín, cargando un objeto pesado sobre la cabeza o levantando a un niño del suelo, es la fuerza de los músculos profundos centrales del abdomen y espalda los que le permiten realizar los movimientos con seguridad. Lleve el ombligo suavemente hacia la espina dorsal e inicie su movimiento desde la central de fuerza. Si tiene un dolor recurrente en la espalda baja, vea a un fisioterapeuta conocedor en la mecánica del entrenamiento abdominal profundo.

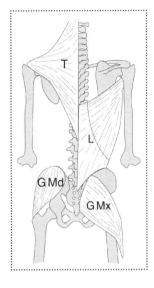

los principales movedores

El Latissimus dorsi es un músculo grande que se origina en la espalda baja y media, se envuelve alrededor del tronco y se sujeta en la parte superior de los brazos. El Trapecio, otro músculo superficial de la espalda, es largo, en forma de diamante y abarca el cuello y la espalda superior y media. Los glúteos son los poderosos músculos de las nalgas.

Estos largos músculos, algunas veces llamados principales movedores, están diseñados para acciones vigorosas de breve duración. Los movimientos de las capas exteriores sólo deberían agregarse, una vez que los estabilizadores profundos proporcionan un fuerte cimiento para estos movimientos. Entre más fuertes sean los pequeños músculos profundos, los largos músculos superficiales serán más vigorosos y trabajarán para ayudarle a patear, brincar y lanzar.

11

Calidad, no cantidad

Forzar su cuerpo demasiado lejos, demasiado rápido, estimula a los músculos equivocados y crea incorrectos modelos de movimientos.

Es probable que este concepto final sea el más importante de todos. Muchas personas no están acostumbradas a entrenar los invisibles músculos de la capa interna. Los caducos y más familiares métodos se enfocan en fortalecer los músculos exteriores más visibles del torso, tales como el latissimus dorsi, el trapecio y los glúteos, por nombrar unos cuantos. Algunas veces a estos músculos grandes se les llama los *principales movedores*. Para proporcionar un fuerte apoyo, se puede agregar el entrenamiento de las capas exteriores a un programa de mejoramiento físico, una vez que se han acondicionado los estabilizadores profundos. Tenemos que volver a programar el cuerpo y la mente para este nuevo acercamiento. Empiece con pocas repeticiones a una intensidad baja. Forzar el cuerpo demasiado lejos en poco tiempo, simplemente estimula a los músculos equivocados a trabajar y crea incorrectos modelos de movimiento.

Calidad y no cantidad, es el refrán del trabajo de Abdominales con balón. Deseamos una calidad de movimiento que sea controlada y precisa. Este puede ser un acercamiento drásticamente diferente para su entrenamiento habitual. También se puede sorprender de ver que se recomienda hacer sólo ocho o menos repeticiones por ejercicio. Lo ideal sería que no nos detengamos entre ejercicios. En lugar de eso, cambie con una buena técnica directamente de uno al que sigue, para poder construir la resistencia.

3

Puntos finales

Sin importar cual sea su nivel de acondicionamiento, empiece su práctica de este nuevo acercamiento al entrenamiento abdominal con el capítulo 4, "Abdominales con balón básico". Cuando el sistema interno es fuerte, los atletas consumados y los aficionados serios del gimnasio se asombrarán de cuánto más adeptos se pueden volver a los brincos, patadas y levantamiento de pesas. Los ejercicios están organizados para mantener fluyendo la secuencia del movimiento, y promover un desarrollo equilibrado de los músculos que flexionan, extienden, doblan a los lados y rotan. Al empezar cada capítulo de práctica, no se salte los fundamentales. Por sí mismos son ejercicios muy efectivos y le ayudarán a identificar, aislar y fortalecer los músculos apropiados, así como a alinear correctamente su cuerpo.

Mientras está aprendiendo estos ejercicios, siga el orden en el que se presentan, aunque sólo haga unos cuantos a la vez. Si no está en forma o está convaleciente por una lesión, usted tendrá que aumentar de forma *gradual* el número de ejercicios que practica, teniendo cuidado de mantener una buena técnica. Es necesario que la gente que se está recuperando de una herida, empiece la rehabilitación sobre una superficie estable y no en el balón. Vea a su médico profesional para asegurarse que estos ejercicios son buenos para usted. Si usted se encuentra en un nivel intermedio y repentinamente sufre una lesión, desarrolla tensión en el cuello o dolor en la espalda baja, utilice los ejercicios básicos de Abdominales con balón (capítulo 4) para mantener su cuerpo en movimiento, a pesar de sus restricciones físicas.

Empiece con un ejercicio a la vez. Lea todas las instrucciones antes de empezar y ponga atención en las advertencias y modificaciones. La perseverancia da frutos. Tome las cosas con calma, visualice lo que trata de lograr con cada

nuestro ombligo, nuestro centro

Cuando por primera vez le dije a la gente que estaba escribiendo un nuevo libro llamado *Abdominales con balón*, me recordaron que para muchos, el abdomen es una parte de nuestro cuerpo con carga emocional, un barómetro de fuerza y vulnerabilidad. Un hombre, escondido detrás de una risa profunda que hizo estremecer su estómago, bromeó diciendo que "éste lo gobernaba". Una mujer habló sobre su extrema intuición perfecta, heredada de su abuela, que le permite percibir una situación "desde sus adentros". La simple mención de la palabra *abdominales* hace que las personas ajusten su cuerpo físicamente, se enderecen en sus sillas o se paren más derechas.

movimiento. Un pequeño porcentaje de estudiantes experimentan mareos cuando usan el balón. Si empieza a sentir mareos, deténgase y respire profundamente unas cuantas veces y a continuación tome nota de cuál ejercicio le provocó esa sensación. Hágalo con un movimiento mucho más pequeño o suspéndalo por completo. Quienes sufran de vértigo deberían limitarse al trabajo con balón en el tapete y es recomendable que busquen el consejo de sus doctores.

Trabajar sobre un balón móvil pone a la persona a prueba de nuevas formas. Al sistema nervioso se le motiva más sobre el balón que sobre el tapete; la fatiga neuromuscular empieza más rápido y la coordinación pierde el control. Por este motivo, sólo se deben agregar uno o dos de los ejercicios más desafiantes a la vez, cerca del principio y no al final de una sesión de ejercicios, *pero sólo después de haber calentado*. Esto se logra al hacerse una actividad ligera que de verdad caliente los músculos. (Nunca se debe usar el estiramiento como una estrategia para lograr esto; es importante calentar *antes* de estirar). Antes de practicar los ejercicios de *Abdominales con balón*, asegúrese de hacer algunos movimientos aeróbicos suaves para elevar el ritmo cardiaco o camine por diez minutos. También podría practicar la Sesión de quince minutos de ejercicio de abdominales básicos (ver página 162) como una forma de calentar el cuerpo.

Una vez que se haya calentado, agregue las variaciones desafiantes a un ejercicio, sólo cuando sea capaz de mantener una forma óptima con las versiones más fáciles. Repito: No se fuerce demasiado lejos demasiado rápido. Cuando empieza la fatiga, los atletas experimentados y los principiantes recurren a la fuerza sobre-desarrollada de la capa exterior de músculos, que es exactamente lo que no queremos.

El balón correcto para usted

Cuando la gente de cualquier edad y nivel de acondicionamiento ve un balón, se siente ansiosa de empezar a jugar o a ejercitarse. Pero antes de hacerlo, por favor tome en consideración algunas directrices generales. Seguir estas pistas y precauciones podría hacer la diferencia entre un entrenamiento seguro y competente, y uno imperfecto, poco efectivo y hasta riesgoso.

Los balones de ejercicio no son caros y están ampliamente disponibles en las tiendas de salud y acondicionamiento. Advertencia: No todos los balones son iguales. Algunos son de mala calidad al tacto y tienen un olor desagradable. En lo personal, yo prefiero los *Fitballs* (para información, ver la página 189). En mis clases y en mi entrenamiento personal sólo utilizo estos balones, porque tienen una excelente superficie que hace que no se resbalen peligrosamente; además, son flexibles y firmes sin ser pesados. Lo más importante de todo es que resisten a las pinchaduras. Si por accidente ruedan sobre una pequeña piedra o una tachuela, no explotan—se desinflan poco a poco. Hasta tienen un sutil y agradable aroma a vainilla y no el fuerte olor a vinilo. No contienen látex y tienen una resistencia probada de 455 kilogramos en uso normal.

Un tema de debate entre los maestros es el tamaño apropiado del balón y depende del método de ejercicio que usted utilizará. En Abdominales con balón no nos balanceamos sobre el balón, así que opino que el balón de 55 cm es perfecto, a no ser que usted tenga una gran estatura. Entre más grande sea el balón, será más pesado y poco manejable. Como regla general, cuando se siente en él, las caderas y las rodillas deben doblarse lo más cerca posible a un ángulo de 90 grados. Por lo general, esto se traduce en un balón de 55 cm para personas de 1.52 a 1.75 m de alto y el de 65 cm para quienes midan de 1.75 a 1.90 m.

El balón pequeño que se muestra en este libro es un Overball de 23 cm. Igual que el Fitball, está hecho en la fábrica Ledraplastic en Italia. El Overball tiene una sensual superficie flexible parecida a la piel, que se contrae con facilidad y no se daña si se tira, ni lastima su cuerpo si lo aprieta. El Overball es un ultraligero, barato e indispensable segundo balón, que se puede usar en su lugar en los círculos y pequeños barriles Pilates, para soportar o estirar el cuerpo y para ayudar a localizar los músculos. Estos balones están probados para un peso de 200 kilogramos y se inflan con una pajita. (Para ordenar información, ver la página 189). Un balón chi, uno suave para niños llamado *Gertie* o una pieza grande de hule espuma, cuadrada o redonda, servirá del mismo modo.

FIRMEZA CONTRA BLANDURA

Un balón con aire a presión debería ser mejor para los estudiantes más pesados que para los delgados. Para la mayoría de este trabajo, yo prefiero un balón pequeño o grande que esté un poco blando o no tan inflado. El cuerpo responde más a un balón un poco desinflado. Además de ser confortable, no comprimirá el pecho ni los senos y tampoco se clavará en el área pélvica. Para hablar sobre la firmeza del balón, Mari Naumovski, creadora del trabajo con balón *BodySpheres*, utiliza la analogía derivada de una forma de danza llamada improvisación de contacto. Explica que cuando uno está bailando con un compañero demasiado musculoso —una descripción análoga de un balón muy inflado— puede ser difícil sentir viajar el movimiento a través de las diferentes capas del cuerpo.

También, para los principiantes es más fácil usar un balón un poco más suave, ya que proporciona una base más grande de apoyo. Sin embargo, para algunos de los ejercicios más demandantes, un balón firme da un mejor apoyo para completar un ejercicio en una forma apropiada. Si se está sentando o balanceándose mucho, entonces lo mejor es un balón firme y del tamaño adecuado.

Los balones se inflan de acuerdo al diámetro (levantado del suelo), no por la presión de aire. Una cinta métrica le ayudará a inflar hasta el diámetro máximo, que está impreso en el balón y en la caja en la que se vende. Infle sólo hasta el diámetro recomendado, no más grande. Los Fitballs vienen con un tapón grande que es fácil de sacar del balón, para desinflarlo cuando salga de viaje. La mayoría de la gente encuentra que una bomba para bicicleta no tiene la suficiente fuerza para inflar los balones más grandes. Utilice la bomba para bolsas o colchones de aire o vaya a la gasolinera y use el despachador de boquilla en forma de cono. Yo utilizo una pequeña bomba de plástico que es

el embarazo y los ejercicios abdominales

Debido al enfoque en la conexión abdominal y la compresión de la pared abdominal, muchos de los ejercicios de este libro no son apropiados para las mujeres embarazadas. Sólo deberían hacer ejercicio las que tengan mucha experiencia en el Método Pilates y en clases prenatales diseñadas para cada trimestre.

Después de dar a luz y con la autorización de su profesional en el cuidado de la salud, usted encontrará que los ejercicios de Abdominales con balón son excelentes para fortalecer el piso pélvico y los abdominales. Si una nueva madre tiene débiles estos músculos, la pueden conducir a ser propensa a lastimarse la espalda, así que empiece tan pronto como su doctor, partera o enfermera profesional se lo permita.

Si da a luz por cesárea, necesitará esperar por lo menos seis semanas para empezar con los ejercicios de Abdominales con balón y debido a que el proceso de cesárea involucra cortar a través de los músculos abdominales, le tomará varios meses sentir otra vez sus abdominales. Empiece con los fundamentales y trabaje lentamente a través de los ejercicios básicos, después de consultar con su doctor o su profesional de cuidado de salud.

barata, totalmente portátil y muy eficiente para inflar el balón. (Para ordenar información, ver la página 189).

PEQUEÑO CONTRA GRANDE

Trabajar con un balón pequeño no es necesariamente más fácil que hacerlo con uno grande. Algunos estudiantes prefieren el pequeño porque les permite ejercitar con precisión, uno se puede dirigir a estos músculos en un nivel diferente y tanto el estudiante como el maestro pueden observar el cuerpo con claridad, para distinguir su colocación y la de la pelvis. El balón pequeño tiene definidas ventajas de portabilidad y almacenaje, y yo he encontrado una cualidad contemplativa y sensual cuando se está trabajando con él, ya que responde más fácilmente a los cambios de peso y respiración. Sin embargo, algunos ejercicios sólo pueden realizarse con un balón grande. Este es capaz de lanzar el cuerpo al aire y crear más resistencia y oportunidades para aumentar el rango de movimiento. El sentido de logro es alto cuando se maneja con destreza un balón grande. Algunos ejercicios se pueden realizar con cualquiera de los dos, aunque algunos movimientos están diseñados en particular para uno u otro.

Indicaciones útiles y precauciones

Pregunte a su doctor o profesional de cuidado de la salud, si estos ejercicios son apropiados para usted. Ponga atención a las modificaciones y deténgase si hay alguna molestia. Si tiene alguna duda, evite el ejercicio y si está embarazada vea el recuadro de esta página.

Además de estas sugerencias generales, a continuación se encuentran algunos puntos que se deben recordar cuando empiece su práctica.

- "Menos es más". Si está experimentando dolor, se está esforzando demasiado.
- Después de las comidas, no es aconsejable ejercitarse con cualquier rutina de ejercicios. Esto es en especial importante con Abdominales con balón.
- Empiece gradualmente. Asegúrese de tener agua a la mano para beber.
- Los pies desnudos conectan mejor con el piso. Si aún así encuentra que sus pies se resbalan, utilice zapatos de suela de hule o deportivos.
- Trabaje sobre un tapete especial para yoga o una alfombra anti-derrapante.
- Asegúrese de tener suficiente espacio a su alrededor.
- Evite ropa suelta y si tiene el cabello largo recójalo atrás, porque se puede atorar debajo del balón.
- Verifique que el área esté libre de grapas, tachuelas o cualquier otro objeto filoso que pueda dañar el balón. Revise el balón cada vez, antes de usarlo. Esto es en especial importante en un gimnasio, donde es posible que los pisos estén sucios y los balones para ejercitar puedan haber sido lanzados contra piezas filosas del equipo.
- Infle los balones a temperatura ambiente, no lo haga en donde haga mucho calor o frío.
- Manténgalos limpios. Un balón de ejercicios sucio es antihigiénico y puede

ser resbaladizo. La mayoría se limpian rápido con un trapo y si es necesario, con un poco de agua jabonosa.

- Asegúrese de que el balón con el que está trabajando sea resistente a las pinchaduras. En la actualidad hay muchos balones baratos en el mercado, que no tienen esta importante característica de seguridad.
- No use los balones en el exterior ni permita que los animales jueguen con ellos. A los niños nunca se les debe dejar solos con un balón que es demasiado grande para ellos.
- No deje su balón al rayo directo de sol y evite cualquier fuente directa de calor. Tampoco lo deje inflado dentro de un automóvil caliente.
- No intente reparar un balón dañado. Deshágase de él.

Una palabra final

Casi al final del libro encontrará entrenamientos de quince y treinta minutos de abdominales básicos, intermedios y avanzados. Para unos abdominales fuertes y la salud de la espalda baja, trate de hacer uno de estos ejercicios todos los días o cada tercer día. Sin embargo, el cuerpo no puede vivir sólo de ejercicios abdominales, incluya un entrenamiento cardiovascular y de fuerza. También es importante la flexibilidad para la salud de la espalda: con músculos fuertes y flexibles, se puede cumplir mejor con las actividades diarias y deportivas sin lesiones ni dolor. Para más información sobre entrenamiento cardiovascular y de fuerza o estiramiento utilizando un balón, por favor vea los libros y videos que se relacionan en la página de "Fuentes". Insisto, pregunte a su doctor o profesional de cuidado de la salud, antes de empezar éste o cualquier otro programa de ejercicio.

4

Abdominales básicos con balón

Los ejercicios de este capítulo son un gran punto de inicio para todos, no importa cual sea su nivel de acondicionamiento o entrenamiento anterior. Aquí, los ejercicios son suaves pero efectivos y están diseñados para aumentar la resistencia de los abdominales, muslos internos, glúteos y músculos de la espalda y, en algunos casos, aliviar el dolor moderado de espalda baja.

Ponga especial atención a los ejercicios fundamentales. Estos le enseñarán las posiciones de pelvis neutral y cabeza, así como la forma de aislar y entrenar el transversus abdominis profundo y los músculos del piso pélvico. De alguna forma, los fundamentales son los ejercicios más difíciles de todos, no en términos de fuerza física, sino debido a que movimientos pequeños y precisos como esos son muy desafiantes para muchas personas. Persevere y repítalos con frecuencia.

Al avanzar de los fundamentales hacia los ejercicios básicos, tenga cuidado de no forzarse demasiado con rapidez. Mantenga el cuerpo bien alineado y piense en trabajar juntos los músculos profundos centrales para proteger la espina dorsal y conservar la pelvis estable. Si tiene dolor de cuello, deje la cabeza sobre el tapete o coloque las manos detrás de aquel, para soportarlo cada vez que levante la cabeza. Para evitar la tensión del cuello, mantenga los hombros abajo y relajados, en lugar de levantarlos hacia las orejas. Asegúrese de iniciar cada movimiento con una respiración y úsela para mover el cuerpo lo más eficientemente posible.

Practicando los fundamentales

Los ejercicios fundamentales son pequeños, programados con precisión; diseñados para practicar la respiración apropiadamente, revisar la colocación del cuerpo y localizar los músculos correctos antes de empezar los ejercicios básicos. "Pelvis neutral", "piso pélvico", "conexión ombligo a espina" —usted está aprendiendo un lenguaje nuevo y estos cinco fundamentales prepararán a su cuerpo y mente para esta nueva experiencia. Trabaje lenta y metódicamente a través de los cinco ejercicios fundamentales, hasta que le satisfaga el que su cuerpo entiende estos importantes conceptos. Entonces será el momento para seguir con los ejercicios básicos.

Fundamentales # 1: Respiración posterior

La respiración del diafragma es crucial para los ejercicios de Abdominales con balón. El diafragma es una pared muscular con forma de cúpula, que se encuentra entre el pecho y los abdominales. Está diseñado para trabajar como una bomba: al inhalar se contrae y se mueve hacia abajo, atrayendo aire. En la exhalación se relaja y la cúpula se eleva, desechando el aire usado. En este ejercicio trate de guiar el aire a la parte baja de la caja torácica y la espalda, no hacia los abdominales o pecho superior. Dirigir el aire de este modo, asegura que el diafragma esté trabajando en su respiración. Recuerde, existe evidencia de que el diafragma ayuda a los otros estabilizadores a proporcionar apoyo a la espina dorsal. (Ver el recuadro "Los músculos estabilizadores centrales" en la página 9). Para la respiración lateral use un balón un poco desinflado. Dirija la respiración al lado de la caja torácica y disfrute cómo responde el balón a la respiración. Persevere pero no fuerce la respiración.

Propósito Practicar la respiración diafragmática. Dirigir la respiración hacia la parte posterior y a un lado de la caja torácica.

Advertencias • Inhale por la nariz; exhale por la boca con la quijada relajada. • Concéntrese en la respiración y trate de no crear tensión en alguna parte del cuerpo. • Si experimenta tensión en el cuello o el brazo en la respiración lateral, apoye la cabeza en las manos o déjela caer junto con el pecho sobre el balón.

propósito de los fundamentales

- Practicar una respiración correcta.
- Encontrar la pelvis neutral.
- Aprender la forma de levantar con seguridad la cabeza del tapete.
- Activar el piso pélvico, el "elevador" en el fondo de la central de fuerza.
- Aprender cómo aislar y contraer los músculos abdominales profundos.
- Fomentar una buena relación de trabajo entre los músculos profundos del abdomen y la espalda baja, la pelvis y el diafragma, antes de seguir con los ejercicios más difíciles.

posición inicial

Recuéstese de espalda con sus rodillas dobladas y los pies separados al ancho de la cadera. Ponga las manos alrededor de la caja torácica baja (fig. 4.1).

movimiento 1: respiración posterior

1. Inhale por la nariz para expandir la caja torácica hacia los lados. Exhale por la boca e imagine a las costillas deslizándose juntas.

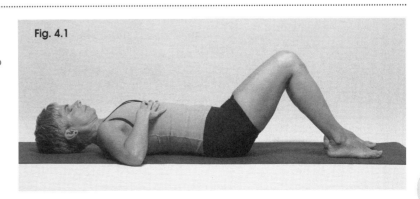
Fig. 4.1

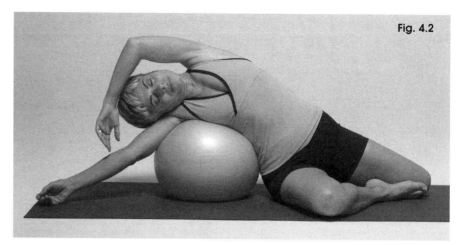

Fig. 4.2

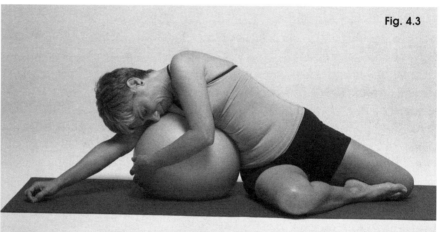

Fig. 4.3

2. Haga cinco más de estas respiraciones profundas hacia la caja torácica.

3. Ruede sobre el lado derecho y lentamente incorpórese para sentarse, con la ayuda de los brazos. Deje que la cabeza sea la última en levantarse.

movimiento 2: respiración lateral

1. Siéntese con su lado derecho junto al balón. Doble la rodilla derecha hacia el frente y el pie izquierdo detrás de usted. Cambie su peso al lado derecho y permita que este lado de su cuerpo se relaje sobre el balón, con el brazo izquierdo descansando sobre la cabeza. Esta puede reposar sobre el hombro derecho (fig. 4.2).

2. Inhale a través de la nariz, para expandir el lado izquierdo de la caja torácica.

3. Exhale por la boca para soltar.

4. Haga cinco respiraciones más.

5. Repita del lado izquierdo. Relaje la cabeza en el balón, si lo desea (fig. 4.3).

Fundamental # 2: Pelvis neutral recostándose sobre el tapete

La pelvis neutral es una posición que mantiene la curva natural de la espalda baja. Coloca la espina dorsal en una óptima relación con su pelvis y estabiliza la espalda, para que los discos estén en una posición segura y no comprimida. Tiéndase de espalda sobre el tapete. Los dos huesos de la cadera frente a la pelvis deberían estar paralelos al pubiano. Deslice una mano por debajo de la espalda baja —debería poder pasar los dedos en el espacio entre su cuerpo y el tapete. Es recomendable que el espacio sea pequeño en lugar de profundo. Este ejercicio muestra la forma de encontrar la pelvis neutral, al utilizar los abdominales para inclinar la pelvis y así sentir primero una gran curva en la espalda baja y luego una muy pequeña. En algún lugar entre estos dos extremos está la neutral.

Propósito Movilizar la espalda baja y localizar la pelvis neutral.

Advertencias • Trate de no crear tensión en alguna otra parte del cuerpo. En este ejercicio no deberían trabajar los glúteos ni los músculos de los muslos. Relájelos. • No se olvide de inhalar dentro de la parte posterior de las costillas, no hacia el abdomen.

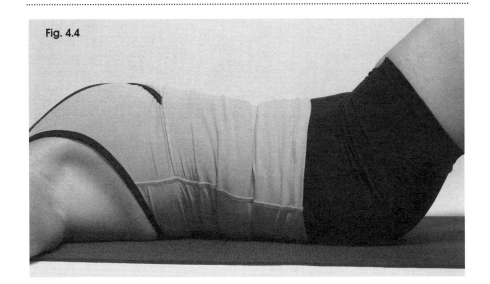

Fig. 4.4

posición inicial

Recuéstese de espalda con las rodillas dobladas. Los pies deben estar separados al ancho de las caderas y paralelos, alineados con las rodillas y éstas con las caderas.

movimiento: inclinando la pelvis adentro y afuera de la neutral

1. Inhale. Exhale para empujar con suavidad los músculos del abdomen bajo hacia adentro, inclinando un poco la pelvis y aplanando la espalda baja contra el tapete. El hueso pubiano se levantará (fig. 4.4).

21

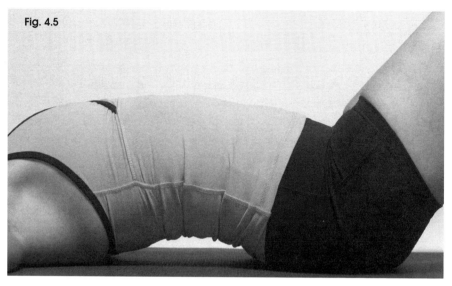

Fig. 4.5

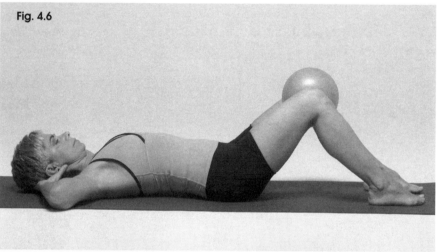

Fig. 4.6

2. Inhale para dejar caer el hueso pubiano para que haya una inclinación que corra desde los huesos de la cadera, al frente de la pelvis, hacia el hueso pubiano. Sentirá un arco exagerado en la espalda (fig. 4.5).

3. Exhale para usar los abdominales para aplanar la espalda baja contra el tapete, al levantar ligeramente el hueso pubiano, igual que en el primer movimiento.

4. Repita varias veces, incline la pelvis en ambas direcciones.

5. Termine al permitir que la pelvis descanse en neutral (fig. 4.6). Se debe de sentir pesado el cóccix mientras se alarga sobre el tapete. La pelvis no se voltea ni se deja caer. Los huesos de la cadera y el pubiano están paralelos.

Fundamental # 3: Levantando la cabeza fuera del tapete

Muchos ejercicios abdominales se realizan con la cabeza levantada fuera del tapete. El objetivo de este ejercicio es entrenar al cuerpo para que levante la pesada cabeza, sin estresar el cuello o agravar la tensión de éste. Cuando practique este ejercicio recuerde los siguientes tres puntos. Primero, asegúrese de que cuando se recueste sobre la espalda, la cabeza no debe de estar inclinada tan atrás que haga que se arquee el cuello. Deje caer o incline la barbilla con suavidad hacia delante como si quisiera sostener una pelota de tenis en la garganta. En algunos casos la cabeza puede necesitar descansar en una almohada plana para lograr este ángulo. Segundo, asegúrese que los hombros estén estabilizados y no levantados hacia las orejas. Manténgalos en posición mientras levanta la cabeza. Para terminar, cuando eleve la cabeza, hágalo al instante y no como si lo estuviera pensando. Si para levantar la cabeza desea poner las manos ligeramente en la base del cráneo para ayudar a guiarla, no lo haga, utilice los abdominales. Cuando la cabeza se levanta, la mirada debería estar en las rodillas y no en el techo.

Propósito Practicar el levantar con seguridad la cabeza fuera del tapete.

Advertencias • Mueva el cuello suavemente y sin esfuerzo. • No meta la barbilla a la fuerza en el pecho ni lo empuje hacia el aire. Recuerde la imagen de sostener una pelota de tenis entre la barbilla y el pecho.

posición inicial

Recuéstese de espalda con las rodillas dobladas. Los pies deben estar separados al ancho de la cadera y paralelos, alineados con las rodillas y éstas con las caderas.

movimiento 1: inclinación de la barbilla hacia delante

1. Inhale para elevar un poco la barbilla (fig. 4.7).
2. Exhale para dejar caer suavemente la barbilla hacia delante como si sostuviera una pelota de tenis en la garganta. Esta corrección producirá una sensación de alargamiento a través del cuello, lo que es deseable cuando la cabeza está descansando sobre el tapete.

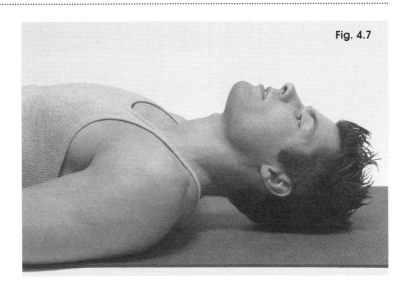
Fig. 4.7

23

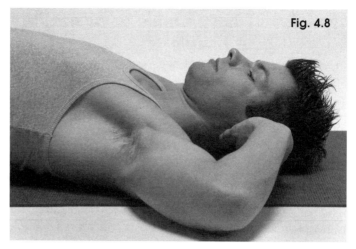

Fig. 4.8

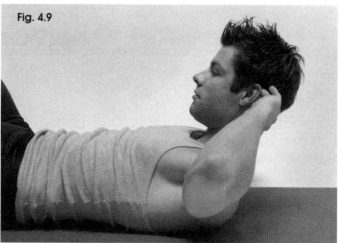

Fig. 4.9

3. Inhale para regresar lentamente la cabeza hacia atrás.

4. Exhale para dejar caer hacia delante la barbilla.

5. Repita seis veces.

movimiento 2: levantar la cabeza fuera del tapete

1. Evite jalar el cuello por atrás, coloque suavemente la punta de los dedos en la base del cráneo detrás de las orejas. Inhale para preparar (fig. 4.8).

2. Exhale para dejar caer la barbilla y enrosque la cabeza hacia delante y con suavidad soporte su peso con las manos, pero utilizando los abdominales para levantarla. Su cabeza se debe levantar de inmediato. Deje la mirada descansar en las rodillas, no en el techo (fig. 4.9).

3. Inhale para regresar la cabeza al tapete.

4. Exhale para dejar caer hacia delante la barbilla y enroscar hacia arriba.

5. Repita seis veces.

Fundamental # 4: Conectando el ombligo a la espina dorsal

Arrodillarse en cuatro puntos es una posición muy efectiva para sentir la acción de tensar los abdominales inferiores hacia arriba y abajo. El resto del cuerpo—en especial los músculos de los glúteos—no se involucra en la acción. Cuando aprenda esta sutil contracción, tenga cuidado de no hacer ningún movimiento en la espina dorsal o la pelvis. La contracción debería ser muy pequeña y precisa. Repito: este es un movimiento minúsculo. Una vez que ha sentido la contracción, maximice su eficacia al mantener los abdominales conectados. Esto significa sostener la contracción profunda, para continuar tensando el ombligo hacia adentro—empuje el área entre el ombligo y el hueso pubiano lejos de la orilla de sus pantalones. Trate de no quitar la tensión de los músculos. Encontrará que mientras mantenga el músculo profundo activado por diez segundos o más, usted estará aún más consciente de él y adquirirá fuerza. Entonces realice el mismo ejercicio en un balón grande. Utilice uno un poco desinflado: no comprimirá el pecho y responderá a su cuerpo y respiración. Finalmente, mantenga la contracción de los abdominales profundos, mientras agrega el movimiento de los brazos y piernas: en este caso, sólo levante las manos.

Propósito Aprender a crear un centro fuerte al tensar suavemente el ombligo.

Advertencias • Este movimiento es suave. La contracción de los abdominales se perfecciona en una manera lenta y controlada. Piense en tensar entre el área entre el hueso pubiano y el ombligo. • Los músculos de los glúteos no se involucran. Evite arquear, redondear la espalda o mover la pelvis. • Mantenga los hombros aflojados hacia debajo de la espalda. • Recuerde respirar por la nariz y exhalar por la boca. Piense en mandar la respiración hacia la parte posterior de la caja torácica.

---

posición inicial

Empiece en cuatro puntos, cuidando de estar seguro de que las manos estén alineadas debajo de los hombros, y las rodillas debajo de las articulaciones de la cadera. El peso debe estar igualmente distribuido en las cuatro extremidades y las rodillas separadas. Alárguese a través del cuello para que la mirada esté en el tapete. La espina dorsal está en neutral, sin arquear ni relajarla demasiado. Los codos están flexibles, no rígidos.

movimiento 1: la contracción

1. Deje que el estómago se relaje suavemente con la gravedad, sin mover la espina dorsal ni la pelvis (fig. 4.10).

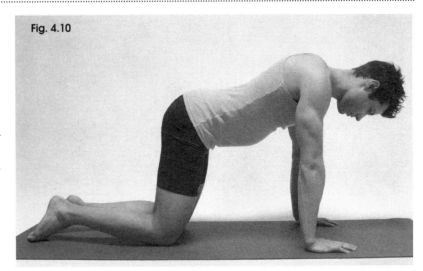

Fig. 4.10

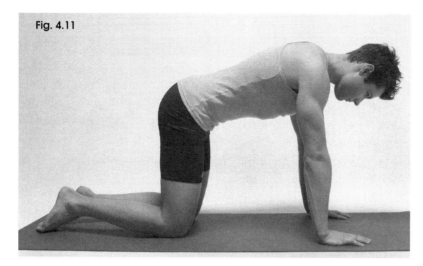

Fig. 4.11

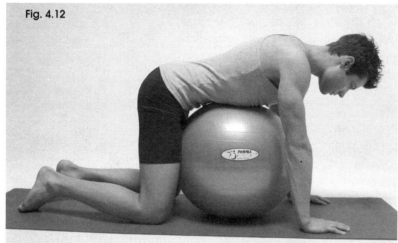

Fig. 4.12

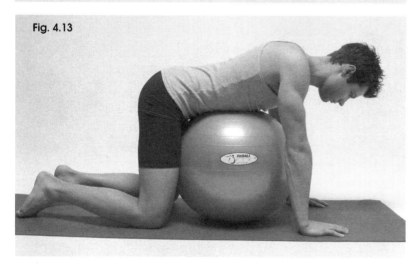

Fig. 4.13

2. Inhale y exhale un par de veces con suavidad. Luego empuje hacia arriba o abajo el ombligo y el abdomen bajo. Piense en tensar hacia adentro el área entre el hueso pubiano y el ombligo (fig. 4.11).

3. Inhale y relaje el ombligo.

4. Exhale para levantar el ombligo hacia la espina dorsal.

5. Repita de seis a ocho veces.

movimiento 2: sostener la contracción

1. Inhale y exhale un par de veces con suavidad. Luego hunda el ombligo y el abdomen bajo. Piense en tensar hacia dentro el área entre el hueso pubiano y el ombligo (fig. 4.11).

2. Siga respirando para mantener la contracción por diez segundos. No retenga la respiración.

3. Relaje el estómago, respire una cuantas veces y trate otra vez, mantenga la contracción de 15 a 20 segundos. Conserve la tensión en el músculo profundo.

4. Repita tres veces.

movimiento 3: con un balón grande

1. Recuéstese sobre un balón grande y un poco desinflado. Las manos están directamente por debajo de los hombros. Las rodillas debajo de las caderas. Dependiendo del tamaño del balón, usted puede tener su peso en los dedos de los pies y no en las rodillas.

2. Inhale para alargarse a través de la espina dorsal.

3. Exhale para levantar el ombligo (fig. 4.12).

4. Inhale para liberar el ombligo sobre el balón (fig. 4.13).

5. Repita este movimiento cinco veces.

movimiento 4: agregue la elevación de manos y contracción

1. Inhale para alargar a través de la espina dorsal.

2. Exhale para ahuecar el ombligo y levante una mano unos cuantos centímetros del tapete (fig. 4.14).

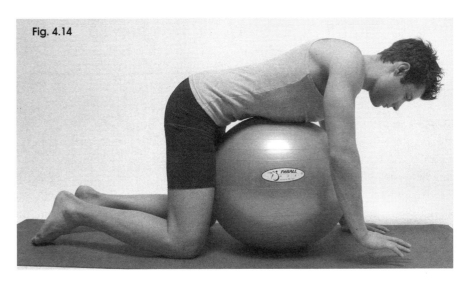

Fig. 4.14

3. Inhale para mantener la contracción mientras baja la mano.

4. Exhale para levantar la otra mano a unos centímetros del piso. Mantenga la conexión de los abdominales. (Trate de no quitar la tensión del músculo).

5. Inhale para bajar la mano. Exhale para levantarla.

6. Repita cuatro veces de cada lado. Mantenga los abdominales conectados mientras inhala y exhala.

¿Quién fue Joseph Pilates?

*e*l alemán Joseph H. Pilates (1880-1967) fue un consumado boxeador, gimnasta y cirquero. En lo personal, triunfó sobre una sucesión de padecimientos físicos, incluyendo el asma y la fiebre reumática, al dedicarse a la práctica de atletismo. Durante la Primera Guerra Mundial, estuvo confinado en los campos ingleses para las personas de nacionalidad alemana, ahí empezó a entrenar a otros prisioneros en sus ejercicios de trabajo sobre el tapete. También con colchones y sillas desarrolló auxiliares provisionales de ejercicio, para que la gente que se estaba recuperando de sus heridas pudiera ejercitarse con seguridad. En la actualidad se pueden encontrar versiones modernas de estas piezas de equipo en los estudios Pilates.

A finales de la década de 1920, Joseph Pilates inmigró a Nueva York y abrió un estudio. Su trabajo atrajo a muchos bailarines, boxeadores y a otros atletas. Los bailarines Martha Graham y George Balanchine se encontraron entre sus primeros estudiantes.

En un principio llamó "Contrología" a su exclusivo entrenamiento mente/cuerpo. Pilares fusionó los mejores aspectos de las disciplinas de ejercicios orientales y occidentales. De la oriental, adoptó las filosofías de la conexión mente/cuerpo, relajación y la importancia de la flexibilidad; de la occidental, un énfasis en el tono muscular y la fuerza, resistencia e intensidad de movimiento.

El Método Pilates, de la forma en que se practica en la actualidad, es un programa completo y total de acondicionamiento físico y mental. Muchos de los pequeños movimientos terapéuticos pueden modificarse para la gente que se está recuperando de alguna lesión, o intensificarse para incrementar la base de habilidad de la elite de atletas y bailarines. El Método Pilates es extremadamente popular alrededor del mundo, ya que atrae a personas de todas las edades y niveles de acondicionamiento, sus beneficios incluyen la corrección del desequilibrio muscular, la reestructuración del cuerpo y la construcción de un centro fuerte desde adentro.

Fundamental # 5: Ejercicio de piso pélvico

Vuelva a recostarse sobre la espalda, pero coloque el balón pequeño entre sus rodillas, la pelvis en neutral. La meta del movimiento 1 es sentir cómo un pequeño apretón de los muslos internos, ayuda a los del piso pélvico. Sin dejar que el cóccix se levante del tapete, usted debería sentir que el esfínter anal y los músculos del piso pélvico se aprietan suavemente juntos, mientras el "elevador", en el fondo de la pelvis, se tensa hacia arriba. Imagine que tiene una vejiga extremadamente llena y está tensando estos músculos para detener el flujo de orina, mientras que llega al cuarto de baño. Las mujeres pueden reconocer este movimiento como un ejercicio Kegel. Sin embargo, localizar el piso pélvico es tan importante para los hombres como para las mujeres. Una vez que se han encontrado los músculos correctos, la acción del movimiento 2 fortalece el piso pélvico, al mantener la contracción de cinco a diez segundos. Recuerde, por sí sola la pelvis no se moverá en este ejercicio: sólo los músculos se estirarán hacia arriba y adentro conforme se tensan. Note cómo los músculos del piso pélvico se relajan al aspirar y se tensan al inspirar.

Al final, después de aislar los músculos del piso de la pelvis, coloque el pulgar o los tres dedos más largos a dos centímetros y medio de los huesos de la cadera y presione hacia adentro. El piso pélvico se conecta con los abdominales profundos a través del sistema nervioso, así que usted debe sentir, por la tensión en la punta de sus dedos, que el transversus abdominis profundo también está trabajando.

Propósito Localizar los músculos del piso pélvico y sentir cómo la contracción de éste dispara los abdominales profundos.

Advertencias • No deje que la pelvis se mueva o incline. • Recuerde que los muslos internos se deben de apretar con suavidad. • Mantenga el cóccix en contacto con el tapete. Los glúteos deberán estar relajados sin tensión en los muslos. • No sostenga la respiración en los movimientos 2 y 3.

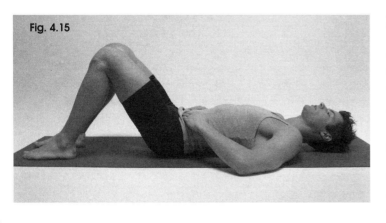

Fig. 4.15

posición inicial

Recuéstese de espalda con las rodillas dobladas. Los pies deberán estar separados al ancho de la cadera y paralelos. El balón pequeño se encuentra entre las rodillas.

movimiento 1: encontrar el piso pélvico

1. Inhale para preparar.
2. Exhale para apretar un poco el balón, imaginando que el piso pélvico se retrae y tensa, lenta y suavemente (fig. 4.15).
3. Inhale para relajar.
4. Exhale para apretar un poco el balón.
5. Repita seis veces.

movimiento 2: ejercicio del elevador del piso pélvico

1. Inhale. Exhale para apretar con suavidad el balón pequeño, imaginando que el piso pélvico se contrae y tensa lentamente. Imagine a un elevador ascendiendo desde el sótano al primer piso.
2. Mantenga el elevador en el primer piso y sostenga la contracción de 5 a 10 segundo, respirando de forma natural.
3. Inhale y exhale para jalar lentamente el elevador desde el primero al segundo piso.

Sostenga la contracción de 5 a 10 segundos, respire naturalmente.
4. Inhale y exhale para despacio llevar el elevador del segundo al tercer piso. Mantenga la contracción de 5 a 10 segundo, respire con normalidad.
5. Relájese, permitiendo que el elevador descienda con lentitud hasta el sótano.
6. Repita toda la secuencia una vez más.

movimiento 3: sentir el transversus abdominis

1. Coloque el pulgar o los tres dedos más largos a dos centímetros y medio de los huesos de la cadera y presione. Inhale.
2. Exhale y tense los músculos del piso pélvico. Mantenga esta contracción mientras retrae el ombligo y el abdomen bajo.
3. ¿Puede sentir la presión en la punta de los dedos, conforme la contracción del piso pélvico activa el transversus abdominis?
4. Relaje y repita cuatro veces. No detenga la respiración.

Músculos del piso pélvico y tensión de incontinencia

Los músculos del piso pélvico cuelgan como una hamaca, se extienden desde el hueso pubiano hacia el cóccix, debajo de los abdominales. Para que estos músculos estén en buena forma, es necesario que puedan sostener la orina, los gases y las heces, además de relajarse también. Un piso pélvico fuerte es tan importante para los hombres como para las mujeres, debido a que sus músculos soportan los órganos internos. Una deficiencia en estos puede causar problemas urinarios en la edad adulta.

La tensión de incontinencia ocurre cuando la presión dentro del abdomen hace que la orina gotee involuntariamente, al toser, reír o al hacer un esfuerzo. De acuerdo con la fisioterapeuta y experta en urgencia de incontinencia, Beate Carrière, la tensión o la urgencia de incontinencia afecta a uno de diez hombres, a una de cuatro mujeres y al 17 por ciento de los niños entre los cinco y quince años.

El Dr. Arnold Kegel fue una de las primeras autoridades en prescribir ejercicios específicamente para el piso pélvico, principalmente para mujeres cuyos músculos estaban flácidos por dar a luz. Los "ejercicios Kegel" se desarrollaron en la década de 1940; a las mujeres se les instruía para tensar el piso pélvico hacia arriba y adentro, y ejercitar tres veces al día por veinte minutos. La efectividad de los ejercicios dependía de la motivación y de qué tan bien se explicaran los ejercicios.

Más recientemente, los balones de ejercicio han sido utilizados con gran éxito para tratar la tensión y la urgencia de incontinencia, y para rehabilitar pacientes con disfunción de piso pélvico después del embarazo y otras condiciones. Carrière cree que el 90 por ciento de los casos se pueden mejorar mucho o curar con simples ejercicios. Ella utiliza balones de ejercicios firmes, junto con la respiración diafragmática, para ayudar a los pacientes a volver a entrenar los músculos del piso pélvico y los esfínteres, tanto en la prevención como en la rehabilitación. Los movimientos en el balón, en especial en la posición sentada, reeducan simultánea y funcionalmente a los músculos del piso pélvico, el abdomen y los muslos internos. Balancearse sobre balones se puede usar como un medio para fortalecer el piso pélvico, así como para poner a prueba las deficiencias. Recostarse en un tapete o una cama y con suavidad apretar un balón o una almohada, ayuda a reclutar más fibras de los músculos que en un tapete ordinario de ejercicios. Para algunos ejercicios Carrière apoya el mantener la contracción de 5 a 10 segundos, seguida por un periodo de descanso de 10 a 15 segundos.

Para más información sobre estos ejercicios vea el video y el libro de Beate Carrière. *Exercises for the Pelvic Floor* (Ejercicios para el piso pélvico), que se relaciona en la página de "Fuentes".

Los abdominales básicos en los ejercicios con balón

Una vez que ha completado todos los cincos ejercicios fundamentales y tiene una clara imagen del piso pélvico y el transversus trabajando, primero aislados y luego juntos, usted podrá seguir adelante con los ejercicios básicos.

Rizos abdominales con balón pequeño

Un balón pequeño y suave es una excelente herramienta para ayudar a mantener las piernas alineadas, y asegurarse que los músculos abdominales profundos y superficiales están trabajando. Mientras los músculos internos de los muslos, los abdominales profundos y el piso pélvico trabajan juntos, el balón pequeño colocado entre las rodillas ayuda a facilitar la contracción de los tres. Concéntrese en mantener el balón en su lugar, al apretar con suavidad al contraer los abdominales en una forma lenta y controlada. Use la exhalación para hundir el ombligo hacia la espina dorsal. Haga una pausa de tres segundos en la cima del movimiento 2, para tensar los abdominales antes de bajar la cabeza al tapete. Vigile que no abulte los abdominales —un signo seguro de que la conexión del abdominal profundo se ha perdido. De vez en cuando, mientras hace los ejercicios, coloque la mano justo dentro de los huesos de la cadera y presione. Sentirá presión en la punta de los dedos cuando el músculo abdominal profundo trabaja. Recuerde mantener la pelvis en neutral, mientras la enrolla hacia arriba. No levante el cóccix; consérvelo pegado al tapete.

Propósito Fortalecer los abdominales y aplanar el abdomen.

Advertencia • La pelvis permanece en neutral y el cóccix no se despega del tapete, mientras usted levanta la parte superior del cuerpo. • No se curveé demasiado alto; los omóplatos están sólo un poco separados del tapete. • Asegúrese que la cabeza se levante de inmediato, tenga la mirada en las rodillas y no en el techo. • No empuje el cuello; coloque las manos ligeramente atrás de las orejas.

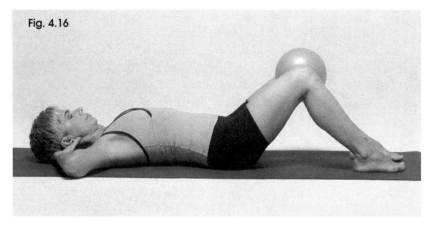
Fig. 4.16

posición inicial

Recuéstese de espalda con las rodillas dobladas, los pies separados al ancho de la cadera y paralelos. Las manos están entrelazadas sin apretar, detrás de las orejas. Coloque el balón pequeño entre las rodillas (fig. 4.16).

movimiento 1: rizos abdominales

1. Inhale para preparar, mantenga la cabeza sobre el tapete.

2. Exhale para meter el ombligo hacia la espina dorsal y levantar la cabeza, flexionando la parte superior del cuerpo (fig. 4.17).

3. Inhale y permanezca en esta posición. Mantenga los abdominales conectados. Imagine que está jalando el ombligo lejos de la orilla de sus pantalones. Trate de tener siempre los músculos en tensión. Su mirada está en las rodillas, no en el techo.

4. Exhale para regresar la cabeza al tapete.

5. Repita ocho veces de forma lenta y controlada.

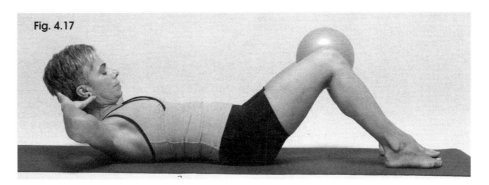

Fig. 4.17

movimiento 2: mantener la contracción

1. Inhale para preparar con la cabeza sobre el tapete.

2. Exhale para meter el ombligo hacia la espina dorsal y levantar la cabeza, flexionando la parte superior del cuerpo.

3. Inhale y permanezca por 3 segundos, tensando los abdominales. La mirada la tiene en las rodillas y no en el techo (fig. 4.17).

4. Exhale para regresar la cabeza al tapete.

5. Repita cuatro veces de forma lenta y controlada.

Posiciones incorrectas y formas deficientes

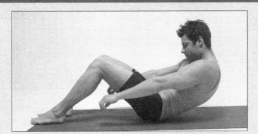

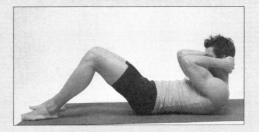

*n*o levante la parte superior del cuerpo más alto de la base de los hombros en ejercicios como los rizos abdominales, medio giro en alto o el estiramiento sencillo de piernas. Los omóplatos deben estar separados sólo un poco del tapete. En la fotografía de arriba, el estudiante ha levantado la cabeza y los hombros demasiado alto del tapete.

En la fotografía superior de la derecha, el estudiante está jalando el cuello y no permite que los codos permanezcan abiertos. Para evitar el jalar la parte posterior del cuello cuando levante la cabeza por el trabajo abdominal, coloque ligeramente la punta de los dedos en la base del cráneo y no los entrelace atrás de la cabeza. Evite empujar o meter la barbilla cuando levante la cabeza.

En la fotografía de la derecha, el estudiante ha perdido su posición de espina dorsal neutral en el ejercicio fundamental de conexión ombligo a espina. Su espalda está demasiado arqueada y la cabeza está fuera de alineación. Es importante ser capaz de mantener una precisa contracción del centro interior, conservando una forma y postura espinal óptimas, antes de agregar movimientos de piernas y brazos.

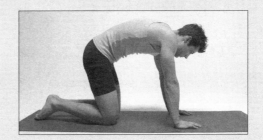

Medio giro en alto con estiramiento de brazos y piernas en posición mesa

Después de que ha dominado los giros abdominales con el balón pequeño, haga más interesantes los ejercicios y progresivamente más difíciles, al agregar un estiramiento de brazos y una elevación de ambas piernas. Primero, si usted no sufre de tensión en el cuello, no lleve las manos a la parte posterior del cuello. Estirar los brazos hacia atrás del cuerpo, ligeramente enfrente de las orejas, agrega una palanca y desafía los abdominales. Levantar las piernas a una posición de mesa, con las rodillas y caderas flexionadas a 90 grados, aumenta la carga de trabajo. Note que cuando las piernas suben al aire en el movimiento 3, la espalda baja se mueve fuera de neutral y presiona suavemente el tapete. Recuerde mandar la respiración a la parte posterior de la caja torácica.

Propósito Fortalecer los abdominales y aplanar el abdomen.

Advertencias • Asegúrese que tiene la suficiente fuerza para realizar el movimiento 3. • Cuando los brazos se estiren hacia atrás, tenga un cuidado especial en asegurarse de que los hombros estén deslizados hacia abajo, no arriba hacia las orejas. • Cuando los brazos estén sobre la cabeza, esté conciente de la unión entre la caja torácica y los abdominales; no permita que la espalda se arqueé y las costillas se salten. • Si la posición de mesa de las piernas crea demasiado trabajo en los abdominales, lleve las rodillas más cerca del pecho.

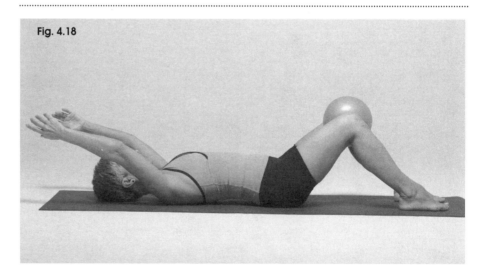

Fig. 4.18

posición inicial

Recuéstese de espalda, la pelvis en neutral. Coloque un balón pequeño entre las rodillas. Empiece estirando los brazos ligeramente sobre la cabeza (fig. 4.18).

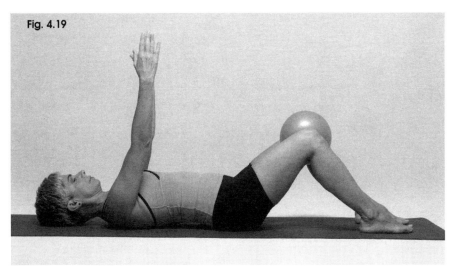

Fig. 4.19

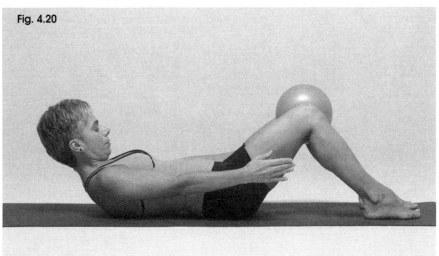

Fig. 4.20

movimiento 1: sin estiramiento de brazos

1. Inhale para levantar las manos hacia el techo, manteniendo los hombros abajo (fig. 4.19).

2. Exhale para meter el ombligo hacia la espina dorsal y curvear la parte superior del cuerpo, llevando las manos hacia los muslos. Mantenga la pelvis en neutral (fig. 4.20).

3. Inhale y permanezca.

4. Exhale para rodar de regreso al tapete; los brazos vuelven sobre la cabeza.

5. Repita de seis a ocho veces.

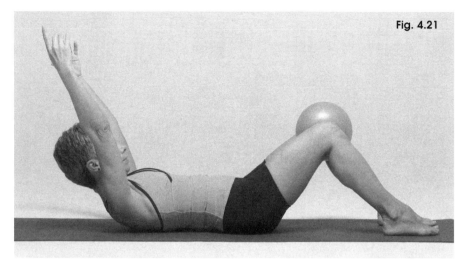

Fig. 4.21

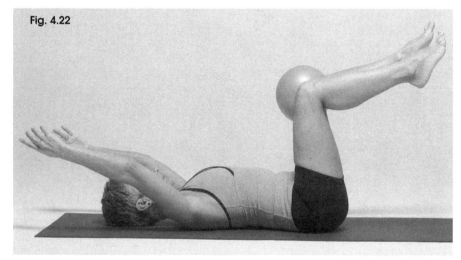

Fig. 4.22

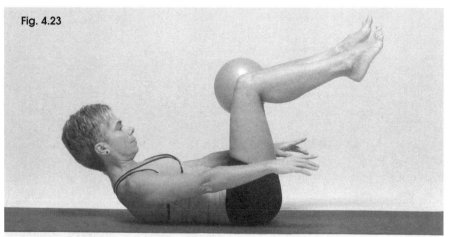

Fig. 4.23

movimiento 2: con estiramiento de brazos

1. Inhale para levantar los brazos hacia el techo.

2. Exhale para meter el ombligo hacia la espina dorsal y hacer un giro en alto, llevando las manos a los muslos. Su mirada está en las rodillas.

3. Al inhalar, mueva los brazos ligeramente enfrente de las orejas, manteniendo el cuerpo curveado (fig. 4.21).

4. Exhale para rodar de regreso al tapete; los brazos vuelven a atrás de la cabeza.

5. Repita de seis a ocho veces.

movimiento 3: agregar posición de piernas en mesa

1. Empiece con los brazos estirados sobre la cabeza. Levante las piernas a la posición de mesa (fig. 4.22).

2. Inhale para levantar los brazos hacia el techo.

3. Exhale para meter el ombligo hacia la espina dorsal y hacer un giro en alto, llevando las manos a los muslos. Asegúrese de que la espalda baja esté pegada al tapete (fig. 4.23).

4. Inhale y permanezca. Su mirada debe estar en las rodillas y no en el techo.

5. Exhale para rodar de regreso al tapete, los brazos sobre la cabeza. Si es posible mantenga las piernas en la posición de mesa.

6. Repita de seis a ocho veces.

Extensiones cortas con balón pequeño

Es importante equilibrar el curvear hacia delante la espina dorsal con los movimientos que abren el cuerpo. Para este ejercicio utilice un balón pequeño muy suave, con sólo la mitad de aire, o ni siquiera lo use. Un balón extremadamente desinflado soportará las caderas, liberando a una espalda baja sensible y ayudando a sentir si la pelvis está fija. Si los músculos profundos y estabilizadores no están trabajando, la pelvis se tambaleará de un lado al otro. En los movimientos 3 y 4 meta el ombligo en la exhalación e involucra los músculos del piso pélvico mientras agrega movimientos pequeños y precisos de piernas y brazos. Asegúrese que el balón esté en posición debajo de la pelvis (atravesando los huesos de la cadera), no debajo del ombligo y el abdomen superior. Para entender qué tan desinflado debe estar el balón pequeño para este ejercicio, compare el balón extremadamente desinflado en la figura 4.28, (página 37) con el inflado por completo que está junto a él.

Propósito Practicar el conectar el ombligo con la espina dorsal. Extender la espina dorsal y dar tono a los glúteos y la parte posterior de las piernas.

Advertencias • Asegúrese que la pelvis no se mueva y que los glúteos permanezcan relajados en los movimientos 1 y 2. • En la extensión sencilla de piernas, los glúteos trabajarán conforme usted estira una pierna a 2.5 centímetros del tapete. Trate de mantener el hueso de cadera opuesto abajo para anclar la pelvis. • Mantenga los hombros abajo y el cuello largo. Inhale hacia la parte posterior de las costillas: exhale para conectar los músculos profundos centrales.

Modificación • Si tiene problemas de rodilla evite el movimiento 5, el estiramiento de concha. En lugar de eso enróllese de un lado.

....

posición inicial

Recuéstese sobre su estómago con un balón pequeño desinflado a la mitad, alojado bajo la pelvis. Coloque una mano encima de la otra y descanse la frente sobre ellas. Las piernas están extendidas sobre el tapete y un poco hacia fuera separadas al ancho de las caderas. Los dedos de los pies están alargados.

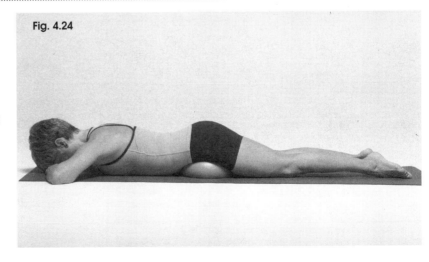

Fig. 4.24

movimiento 1: conectando el ombligo a la espina dorsal

1. Inhale para estirar el cuerpo a lo largo del tapete. La frente permanece sobre él (fig. 4.24).

2. Exhale para levantar el ombligo. Recuerde que éste es un movimiento minúsculo.

3. Inhale para liberar el ombligo.
4. Repita seis veces.

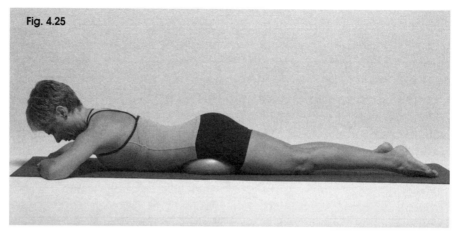

Fig. 4.25

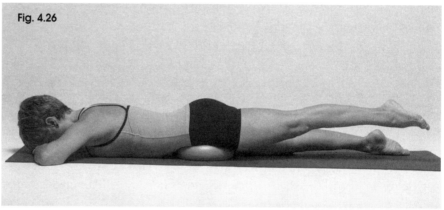

Fig. 4.26

movimiento 2: extensión corta

1. Inhale para estirar el cuerpo a lo largo del tapete. La frente está descansando sobre las manos.

2. Exhale para levantar el ombligo y alargar y levantar la parte superior del cuerpo. Conserve las manos y la mirada sobre el tapete (fig. 4.25).

3. Inhale y permanezca. Exhale para alargar su cuerpo de regreso al tapete.

4. Repita seis veces.

movimiento 3: extensiones sencillas de pierna

1. Mantenga la cabeza sobre el tapete. Inhale para estirar el pie izquierdo a lo largo del tapete.

2. Exhale para levantar el ombligo y extender el pie izquierdo a 5 centímetros del tapete. Sostenga la pierna muy

derecha, debería sentir que los glúteos trabajan (fig. 4.26).

3. Inhale para bajar el pie izquierdo al tapete. Mantenga los abdominales conectados. Trate de mantener el ombligo levantado y de no quitar la tensión del músculo.

4. Exhale para levantar el pie derecho cinco centímetros. Sostenga la pierna estirada y la pelvis fija.

5. Inhale para bajar el pie derecho al piso.

6. Repita seis veces para cada pierna.

movimiento 4: extensiones sencillas de brazo

1. Inhale para deslizar los omóplatos hacia abajo, al mismo tiempo que extiende el brazo derecho a lo largo del tapete. La otra mano permanece en la frente.

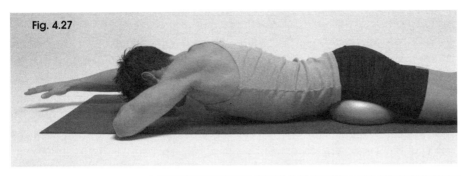

Fig. 4.27

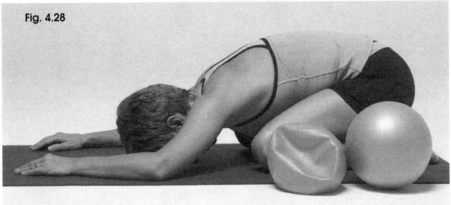

Fig. 4.28

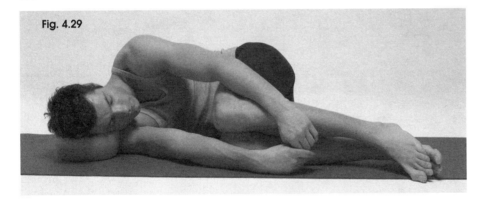

Fig. 4.29

2. Exhale para levantar el brazo derecho cinco centímetros. Asegúrese de que el ombligo está levantado. La cabeza permanece sobre el brazo (fig. 4.27).

3. Inhale y permanezca.

4. Exhale para regresar la mano al tapete.

5. Repita lo mismo cinco veces y luego cambie de brazo.

movimiento 5: estiramiento en concha

1. Para expandir hacia fuera la espalda, empuje con las manos contra el tapete para levantar el cuerpo y súmase hacia atrás, para que la parte trasera de los muslos quede cerca de los glúteos (fig 4.28).

2. Si tiene problema de rodillas, enróllese sobre un lado en una posición fetal, conocida como concha de lado (fig. 4.29). Descanse el lado de la cabeza que está sobre el brazo.

3. Inhale por la nariz para expandir la parte posterior de la caja torácica.

4. Exhale por la boca para relajar.

5. Haga cinco respiraciones lentas y profundas.

Media rodada hacia abajo

La media rodada hacia abajo le enseña a empujar con suavidad el ombligo hacia la espina dorsal y a controlar el rodar a través de la columna vertebral con los abdominales. El balón pequeño puesto en la espalda baja, le da una retroalimentación sensorial. Cuando presiona el ombligo en la espina dorsal para activar los abdominales, la espalda baja se presiona contra el balón. Imagine que está sumiendo el ombligo directamente en el balón suave. Entonces se agrega una pequeña rotación para desafiar los músculos oblicuos. Si hace ambos ejercicios con suavidad, el pequeño balón debería permanecer en su lugar, en la base de la espina dorsal.

Propósito Fortalecer los abdominales y aprender a mantener planos estos músculos. El movimiento 2 apunta a los oblicuos. Practicar la conexión ombligo a espina y preparar para rodar por la columna vertebral.

Advertencias • Guíe con la espalda baja, no con la superior. • Conserve los omóplatos deslizados hacia abajo. • Vigile que los abdominales estén conectados y no abultados, en especial cuando rote al frente después del giro oblicuo.

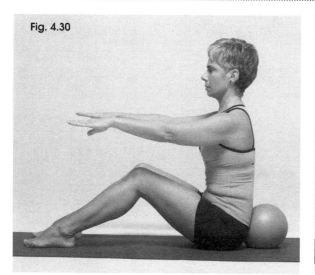

Fig. 4.30

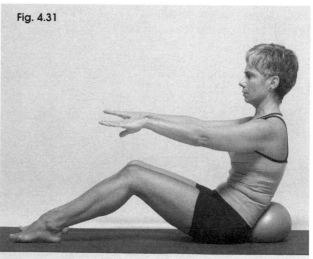

Fig. 4.31

posición inicial

Siéntese con la espalda recta en el tapete, con las piernas paralelas, separadas al ancho de las caderas. Los pies están plantados con firmeza sobre el tapete y no demasiado cerca de los glúteos. Coloque el balón pequeño en la base de la espina dorsal.

movimiento 1: media rodada hacia abajo

1. Inhale para alargar a través de la espina dorsal, sintiéndose tan alto como le sea posible (fig. 4.30).
2. Exhale para sumir el ombligo y ruede fuera de los huesos de asiento, curveando la pelvis y deje que la espalda baja se hunda en el balón (fig. 4.31).
3. Inhale y permanezca.
4. Exhale para hundir el ombligo más profundo, manteniendo la parte superior del cuerpo donde está.
5. Inhale para regresar a la posición de sentarse con la espalda recta.
6. Repita de seis a ocho veces.

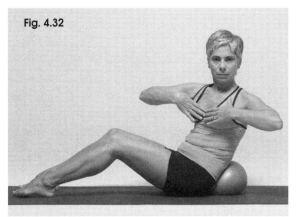

Fig. 4.32

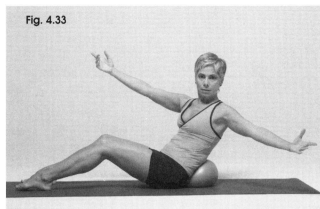

Fig. 4.33

movimiento 2: media rodada hacia abajo con oblicuos

1. Inhale para alargar por la espina dorsal, sintiéndose tan alto como le sea posible. Las manos están en el corazón, los codos abiertos y levantados.

2. Exhale para sumir el ombligo y ruede fuera de los huesos de asiento, doblando la pelvis y guíe con la espalda baja.

3. Mantenga el cuerpo donde está, inhale para rodar, con las manos en el corazón (fig. 4.32).

4. Exhale para mantener la curva C, al tener el ombligo metido mientras abre los brazos (fig. 4.33).

5. Inhalando coloque las manos otra vez sobre el corazón, con los codos levantados.

6. Exhale para rotar de regreso al centro. Verifique que el ombligo esté sumido.

7. Inhale para volver a la posición de sentarse con la espalda recta.

8. Repita de seis a ocho veces, rotando de un lado al otro.

Movimiento de todo el cuerpo

*U*n sistema de ejercicios que trabaje sólo los abdominales, no sería un régimen saludable. Se puede utilizar un balón para entrenar un músculo aislado; sin embargo, las más de las veces, ahuecar su límite de gravedad corporal en contra de un balón móvil, obliga a todo el cuerpo a trabajar. Este es el motivo por el cual el balón es tan útil para la rehabilitación motora, aprendiendo y enriqueciendo el acondicionamiento ordinario y el de la elite. A diferencia del tapete tradicional o las máquinas de ejercicios, el trabajar con un balón desarrolla lo que los fisioterapeutas llaman "estructuras coordinadoras", debido a que una parte del cuerpo no se está entrenando aislada de las demás.

Las máquinas para hacer ejercicios soportan la espalda y los glúteos, lo que a menudo significa que estas áreas se relajan durante una sesión de ejerci-cios y no se reclutan para realizar el ejercicio. Sobre el balón, los músculos se mantienen trabajando. La terapeuta física y pionera en el balón de ejercicios Joanne Posner-Mayer utiliza ejercicios para ayudar a sus pacientes a adquirir nuevas y más flexibles habilidades motoras. Explica cómo al parar sobre un pie, mientras que con el otro "para" el balón y al mismo tiempo escribe las letras del alfabeto con los dedos de los pies sobre su superficie, se utilizan los músculos profundos y superficiales necesarios para mantener el cuerpo derecho. Este ejercicio desafía al mecanismo de retroalimentación sensor-ial, que le dice al cuerpo el lugar que ocupa en el espacio, de igual manera imita la misma actividad motora requerida para evitar una caída. Es esencial trabajar el cuerpo en su totalidad para lograr un saludable movimiento funcional.

Rodando como un balón

Esta vez usted rodará hacia abajo y arriba, dando masaje a la espina dorsal y controlando el movimiento con los abdominales. Utilizando un balón pequeño para concentrar el movimiento y mantener las piernas conectadas, empiece por rodar justo hacia la parte posterior de los huesos de asiento. Si le es posible, mantenga los pies fuera del tapete todo el tiempo para crear un desafío para el equilibrio y para los abdominales. Después, si lo desea, trate con el balón grande sobre las espinillas. Este balón le ayuda a conservar los talones cerca de los glúteos, para mantener la correcta posición tensa del "balón", pero es considerablemente más difícil. Invierta la respiración y encontrará que es mejor para usted.

Propósito Controlar el rodar a través de la espina dorsal con los abdominales.

Advertencias • Mantenga los ojos enfocados en las rodillas para que la cabeza no toque el tapete en el movimiento completo. • Mantenga los hombros relajados hacia debajo de la espalda; descanse las manos de una manera relajada sobre las piernas. • Conserve los talones cerca del cuerpo. Meta el ombligo hacia la espina dorsal para guiar con la espalda baja.

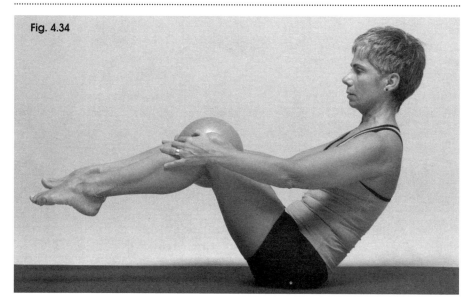

Fig. 4.34

posición inicial

Haga equilibrio en una curva C, recostándose justo en la parte posterior de los huesos de asiento. Coloque el balón pequeño entre las rodillas.

movimiento 1: sin rodar hacia atrás

1. Inhale para preparar. Los pies están a cinco centímetros del tapete.
2. Exhale para dejar caer el ombligo hacia la espina dorsal, manteniendo el cuerpo en una curva C (fig. 4.34).
3. Inhale para regresar a la posición inicial, conservando la forma de la curva.
4. Exhale para dejar caer el ombligo — los abdominales evitan que ruede hacia atrás. Los pies deben permanecer fuera del tapete todo el tiempo para incrementar la dificultad y el desafío.
5. Repita cinco veces.

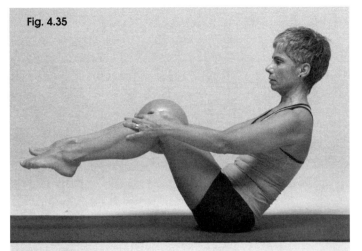

Fig. 4.35

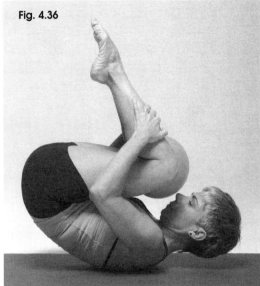

Fig. 4.36

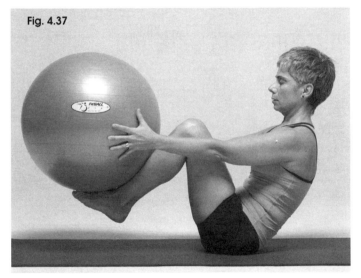

Fig. 4.37

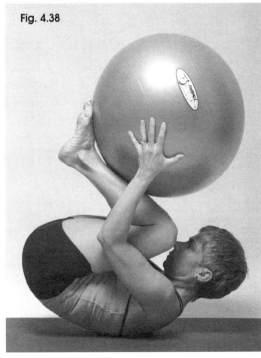

Fig. 4.38

movimiento 2: rodando como un balón

1. Empiece justo en la parte posterior de los huesos de asiento, con los pies a cinco centímetros fuera del tapete (fig. 4.35). Inhale.

2. Exhale para meter el ombligo hacia la espina dorsal y rodar hacia atrás, guiando con la espalda baja (fig. 4.36).

3. Inhale para regresar a la posición inicial.

4. Exhale para rodar hacia atrás. Mantenga la mirada sobre las rodillas para que la cabeza no se haga para atrás.

5. Repita de seis a ocho veces.

movimiento 3: con un balón grande

1. Descanse el balón sobre las espinillas (fig. 4.37).

2. Reinvirtiendo la respiración, inhale para dejar

caer el ombligo hacia la espina dorsal y rodar para atrás (fig. 4.38).

3. Exhale para regresar hacia delante.

4. Repita de seis a ocho veces.

Estiramiento sencillo de pierna

Cuando las piernas estén en el aire, como lo están en el estiramiento sencillo de pierna, cuide que la pelvis esté estabilizada y que la espalda baja no se arquee en demasía. Cuando se trabaja correctamente, la pelvis se saldrá de la posición neutral, hacia una en la que la espalda baja se aplana, o con suavidad se pega en el tapete. En el movimiento 4, el balón pequeño descansa entre los omóplatos para agregar soporte. Utilícelo como una herramienta para ayudarle a experimentar la respiración, mientras ensancha la parte posterior de la caja torácica. Tan pronto como haya dominado la coordinación de este ejercicio, agregaremos un pequeño apretón al balón durante la exhalación, para la resistencia de la parte superior del cuerpo. Trate de apretarlo cerca de usted y sobre la cabeza. Finalmente, cada vez que extienda la pierna de abajo, intente pasarlo por debajo de la pierna que está arriba.

Propósito Trabajar la coordinación, respiración y fuerza abdominal.

Advertencias • Mantenga alineados los tobillos, las rodillas y las caderas. • Tenga las piernas estiradas por completo, con los dedos levemente en punta. • La parte superior del torso está estable; no jale los hombros de un lado al otro ni permita que se encorven hacia las orejas mientas aprieta el balón. • Su mirada está en las rodillas y no en el techo.

Modificación • Si usted sufre de dolor en la espalda baja, mantenga las piernas más alto de los 45 grados al estirarlas. Si tiene tensión en el cuello, deje la cabeza sobre el tapete.

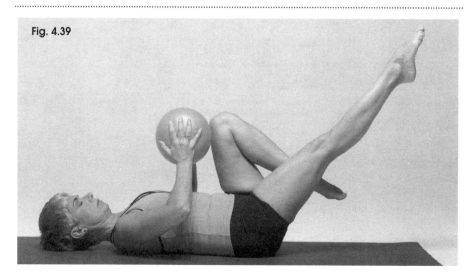

Fig. 4.39

posición inicial

Recuéstese con la espalda plana con las rodillas en el pecho. Sostenga el balón pequeño en las rodillas.

movimiento 1: cabeza abajo

1. Inhale para preparar, sostenga el balón pequeño muy cerca del pecho. Los codos están doblados.
2. Exhale para extender una pierna, apretando el balón (fig. 4.39).

3. Inhale para llevar las piernas a la posición de mesa.

4. Exhale para extender la segunda pierna, apretando el balón.

5. Repita cinco series o diez veces con cada pierna.

movimiento 2: levantando la cabeza

1. Inhale para preparar, sostenga el balón pequeño en las rodillas (fig. 4.40).

2. Exhale para curvear la parte superior del cuerpo (fig. 4.41), mientras que al mismo tiempo extiende una pierna a 45 grados del piso. Coloque el balón pequeño directamente por encima del pecho y apriete. La mirada está en las rodillas, no en el techo (fig. 4.42).

3. Inhale para llevar las piernas otra vez a la posición de mesa.

4. Exhale para estirar la otra pierna a 45 grados del suelo. Apriete el balón pequeño. Los codos están flexibles, no rígidos.

5. Inhale para cambiar y exhale para extender la pierna.

6. Repita cinco series o diez veces con cada pierna.

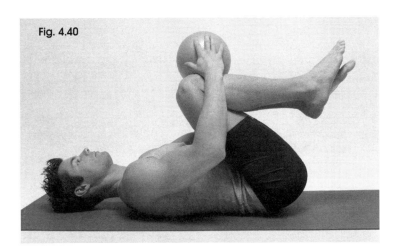

Fig. 4.40

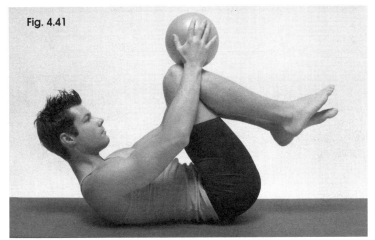

Fig. 4.41

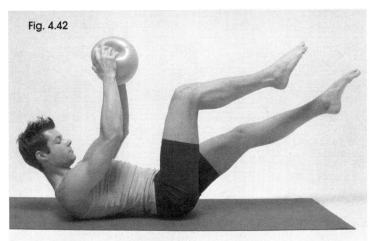

Fig. 4.42

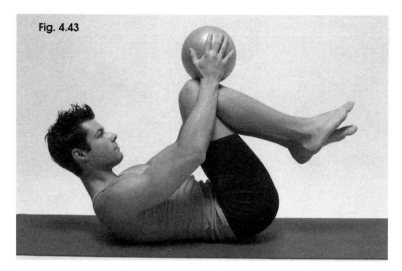
Fig. 4.43

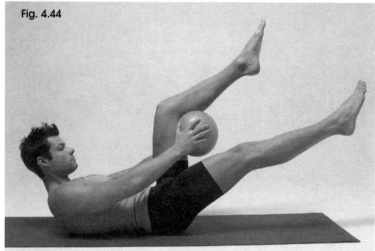
Fig. 4.44

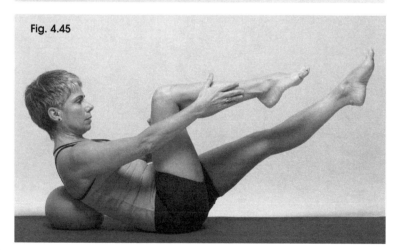
Fig. 4.45

movimiento 3: pasando el balón por debajo de la pierna

1. Inhale para preparar, sostenga el balón pequeño sobre las rodillas.

2. Exhale para curvear la parte superior del cuerpo (fig. 4.43), mientras que al mismo tiempo extiende una pierna a 45 grados del piso. Pase el balón por debajo de la pierna de arriba doblada (fig. 4.44). La mirada está en las rodillas y no en el techo.

3. Inhale para llevar las piernas de vuelta a la posición de mesa.

4. Exhale para estirar la otra pierna a 45 grados del piso. Pase el balón por debajo de la pierna superior doblada.

5. Inhale para cambiar y exhale para extender la pierna.

6. Repita cinco series o diez veces con cada pierna.

movimiento 4: con el soporte del balón pequeño

1. Coloque el balón pequeño entre o justo por debajo de los omóplatos. Curveé la parte superior del cuerpo y levante las rodillas, poniendo las manos sobre de ellas. No hunda la espalda baja en el balón; mejor, separe ligeramente el cuerpo. Usted debería sentir que los abdominales se involucran en esta posición. Inhale.

2. Exhale para extender la pierna izquierda. Lleve la mano derecha al tobillo y la izquierda a la rodilla de la pierna doblada (fig. 4.45).

3. Inhale para llevar de vuelta la pierna a la posición de mesa.

4. Exhale para extender la pierna derecha. Lleve la mano izquierda al tobillo y la derecha a la rodilla de la pierna doblada.

5. Haga cinco series o diez veces con cada pierna.

Giros oblicuos

Esto se puede hacer con un balón un poco desinflado, de 55 cm o uno pequeño. No rechace estos y los demás ejercicios para los oblicuos que, con un buen tono, presentan una cintura delgada y enriquecen la actuación en muchos deportes que usan movimientos de giros. Al apretar con suavidad el balón entre las rodillas, se concentra en el interior de los muslos y en los músculos profundos del piso pélvico. Cuando apriete, tenga cuidado de no dejar que el cóccix se curveé hacia arriba. Trate de realizar este ejercicio con lentitud y precisión, manteniendo la pelvis neutral. Con cada exhalación piense en deslizar la caja torácica hacia el hueso opuesto de la cadera. Mantenga los codos extendidos hacia los lados.

Propósito Dar tono a los músculos oblicuos y al interior de los muslos.

Advertencia • Las manos están colocadas ligeramente detrás de las orejas; los codos extendidos a los lados. • Mantenga el cóccix en el tapete y trate de no balancear la pelvis. • Conserve los abdominales planos y ahuecados.

posición inicial

Recuéstese de espalda con el balón entre las rodillas. Los pies permanecen planos sobre el tapete. Las manos están atrás de las orejas, los codos extendidos. Las manos pueden estar en la frente (fig. 4.46).

movimiento 1: giro oblicuo

1. Inhalar para preparar.
2. Mantenga la pelvis en neutral, exhale conforme fija el codo derecho hacia atrás y lleva el lado izquierdo de la caja torácica por encima del cuerpo, todo esto mientras que suavemente aprieta el balón (fig. 4.47).
3. Inhale para recostar la cabeza de vuelta en el tapete.
4. Exhale para fijar el codo izquierdo hacia atrás y llevar el lado derecho de la caja torácica por encima del cuerpo, conforme aprieta con suavidad el balón.
5. Repita de ocho a diez veces cada lado.

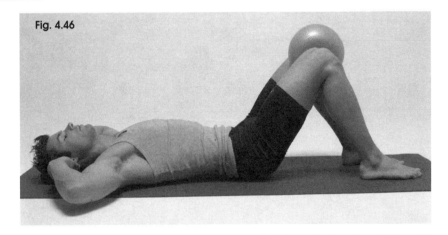

Fig. 4.46

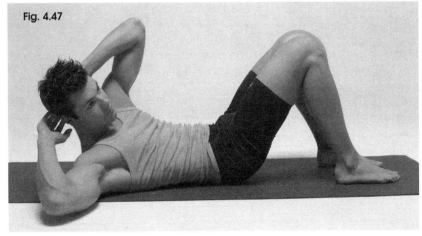

Fig. 4.47

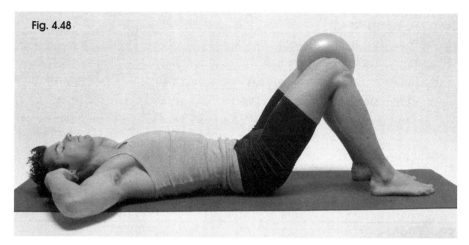

Fig. 4.48

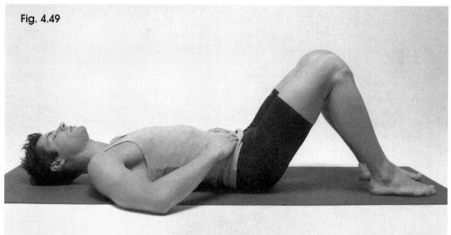

Fig. 4.49

movimiento 2: sólo apretar

1. Mantenga la cabeza sobre el tapete. Inhale para liberar el balón.

2. Exhale para apretar el balón, aislando el muslo interior pero sin dejar que el cóccix se curveé hacia arriba (fig. 4.48).

3. Repita ocho veces.

movimiento 3: verificar los abdominales profundos

1. Desde la misma posición inicial, coloque sus tres dedos más largos a dos y medio centímetros de los huesos de la cadera, enfrente de la pelvis y presione. Manténgala en neutral.

2. Inhale para liberar el balón.

3. Exhale para apretar ligeramente el balón, aislando el muslo interno pero sin permitir que el cóccix se curveé hacia arriba (fig. 4.49). ¿Puede sentir la tensión en la punta de los dedos cuando se activa el transversus abdominis?

4. Repita ocho veces.

Trabajo de lado con balón pequeño

Ahora nos colocamos de lado, de tal manera que el cuello, los hombros y las rodillas estén alineados. Las caderas estarán una encima de la otra y será la conexión ombligo a espina la que estabilice las caderas. Si es posible, trate de no hundirse por la caja torácica; mantenga la cintura fuera del tapete. Apriete el piso de la pelvis y piense en iniciar el movimiento desde los abdominales.

Propósito Trabajar los abdominales, los muslos internos y externos y los glúteos.

Advertencias • No vea hacia abajo a los pies; tenga la mirada hacia el frente. • No levante las piernas demasiado alto; no debe sentir dolor en la cintura. • Revise que las rótulas y las caderas den hacia delante. • No hunda la cintura en el tapete. Mantenga los abdominales planos y la parte superior del cuerpo relajada.

---

posición inicial

Recuéstese de lado, en una larga línea desde la cabeza, atravesando los hombros, caderas y pies. La cabeza puede estar sostenida por la mano o relajada sobre el tapete. Ponga derechos los hombros y coloque la mano al frente como apoyo. Lleve la parte superior del cuerpo hacia arriba y fuera de la cintura.

movimiento 1: apretar con los muslos

1. Coloque un balón pequeño, un poco desinflado, entre los muslos. Inhale para preparar.
2. Exhale para apretar el balón (fig. 4.50).
3. Repita ocho veces. Mantenga el cuerpo largo y estable.

movimiento 2: presionar la pierna de arriba

1. Coloque un balón pequeño entre los tobillos. Inhale para preparar.
2. Exhale para presionar la pierna de arriba hacia abajo en el balón pequeño (fig. 4.51).
3. Repita ocho veces. Mantenga el cuerpo largo y estable.

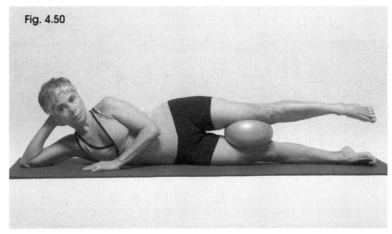

Fig. 4.50

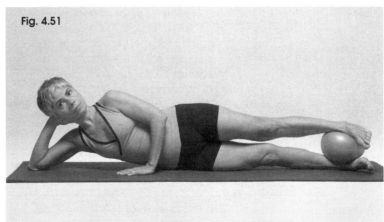

Fig. 4.51

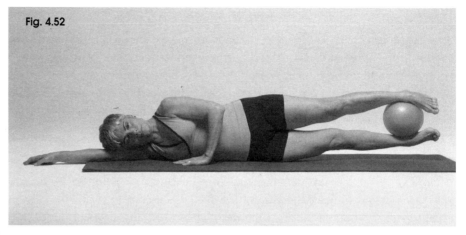

Fig. 4.52

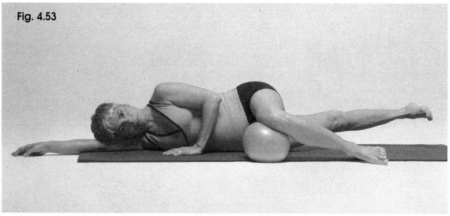

Fig. 4.53

movimiento 3: apretar y levantar los tobillos

1. Mantenga el balón pequeño entre los tobillos. Deje caer la parte superior del cuerpo sobre el tapete, extendiendo el brazo derecho y dejando que la cabeza descanse en él.

2. Inhale para preparar.

3. Exhale para apretar las dos piernas juntas y levantarlas unos cinco centímetros (fig. 4.52).

4. Inhale para bajar. Exhale para levantar.

5. Repita ocho veces. Mantenga el cuerpo largo y estable.

movimiento 4: círculos de muslos internos

1. Para aislar el muslo interno de la pierna de abajo, lleve la parte final de ésta a través de una línea media. Sostenga el balón por debajo de la pierna de arriba, para asegurar la alineación de la pelvis, luego relájela por completo y concéntrese en el muslo interior de la pierna de abajo.

2. Inhale para flexionar el pie de abajo y estire el talón lejos de usted. Mueva la pierna hacia arriba y abajo. Manténgala muy derecha y exhale al levantar por los diez movimientos (fig. 4.53).

3. Luego, sosteniendo los abdominales y el piso pélvico contraídos, levante la pierna unos cinco centímetros, guiado por el talón haga seis círculos rápidos en una dirección y seis en la otra.

4. Repita todas las series de trabajo de lado con la otra pierna.

Rodadas de cadera con balón pequeño

Apretar el balón pequeño entre las rodillas, es un excelente modo para sentir la forma en que se involucren el piso pélvico y los abdominales. Los *hamstrings* (los músculos de la parte posterior de las piernas) y los glúteos también trabajarán. Un suave apretón al balón es todo lo que se necesita. Levantar los brazos sobre la cabeza le saca de su base de apoyo, lo que se agrega al desafío. Este es un ejercicio en secuencia; trate de imaginar que las vértebras se mueven individualmente y no en una pieza.

Propósito Fortalecer los abdominales, glúteos y la parte posterior de las piernas. Enseñar la estabilidad del centro.

Advertencias • No arqueé de más estando arriba. • En la parte alta de la posición mantenga una línea recta a través de las rodillas, caderas y hombros. Su peso está igualmente soportado en ambos pies.

posición inicial

Recuéstese sobre la espalda con las rodillas dobladas y los pies planos sobre el piso, separados al ancho de la cadera. La pelvis está en neutral. Coloque un balón pequeño entre las rodillas. Descanse las manos a los lados; los hombros está deslizados lejos de las orejas.

movimiento 1: rodada de cadera común

1. Inhale para alargar el cóccix fuera de la pelvis.
2. Exhale para dejar caer el ombligo y alargar la espalda baja sobre el tapete, luego curveé la pelvis hacia arriba. Los glúteos deben apretarse juntos suavemente. El piso pélvico está involucrado (fig. 4.54).
3. Inhale arriba.
4. Exhale para aflojar a través del pecho y hacer una secuencia hacia abajo, una vértebra a la vez, presionando la espalda baja sobre el tapete y regresando a la pelvis neutral.
5. Repita cuatro veces.

movimiento 2: con brazos estirados

1. Inhale para alargar el cóccix fuera de la pelvis.
2. Exhale para dejar caer el ombligo y alargar la espalda baja sobre el tapete, luego curveé la pelvis hacia arriba. Los glúteos deben apretarse juntos con suavidad. El piso pélvico está involucrado.
3. Inhale al estar arriba, levantando los brazos y

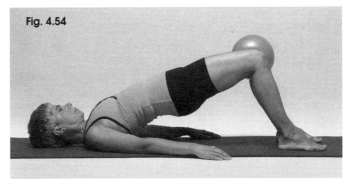

Fig. 4.54

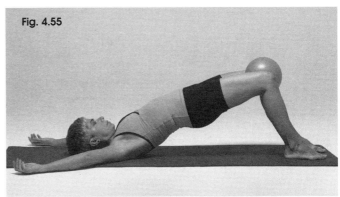

Fig. 4.55

llevándolos sobre la cabeza (fig. 4.55).
4. Deje los brazos sobre la cabeza mientas exhala, para aflojar a través del pecho y hacer una secuencia hacia abajo, una vértebra a la vez, presionando la espalda baja sobre el tapete y regresando a la pelvis neutral.
5. Repita cuatro veces.

Rodadas de cadera con extensiones de piernas

Estas rodadas de cadera pertenecen a la misma familia, igual que los ejercicios anteriores, pero son mucho más desafiantes. Sostener las caderas en el aire por diez segundos o más mientras mantiene la contracción abdominal, es una excelente forma de entrenar el centro profundo. No olvide respirar mientras sostiene arriba las caderas. Asegúrese que los abdominales y los glúteos estén trabajando para soportar a la pesada pelvis, para que usted no sienta molestia en la espalda baja. Para el movimiento 2, mantenga una línea recta a través de las rodillas, caderas y hombros, mientras que levanta una pierna del tapete y la estira.

Propósito Fortalecer los abdominales, los glúteos y la parte posterior de las piernas. Enseñar la estabilidad del centro.

Advertencias • No arqueé estando arriba. • Conserve la pelvis derecha; no permita que la cadera caiga o gire cuando extienda la pierna. • Mantenga relajada la parte superior del cuerpo.

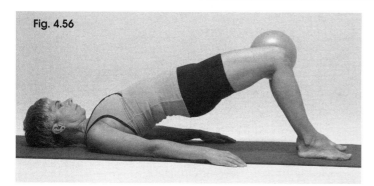

Fig. 4.56

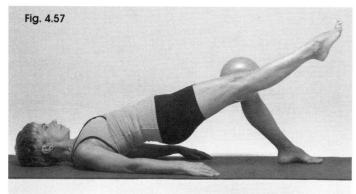

Fig. 4.57

posición inicial

Recuéstese sobre la espalda con las rodillas dobladas y los pies planos sobre el piso, separados a lo ancho de la cadera. La pelvis está en neutral. Coloque el balón pequeño entre las rodillas. Descanse las manos a los lados; los hombros están un poco hacia abajo lejos de las orejas.

movimiento 1: sostener la contracción

1. Inhale para alargar el cóccix fuera de la pelvis.
2. Exhale para dejar caer el ombligo y alargar la espalda baja en el tapete, luego curveé la pelvis hacia arriba. Los glúteos se deben de apretar juntos suavemente. El piso pélvico está involucrado.
3. Permanezca con la pelvis en el aire por diez segundos, respire con naturalidad (fig. 4.56).
4. Repita cuatro veces, reteniendo de 10 a 15 segundos. No sostenga la respiración.

movimiento 2: con extensión de pierna

1. Inhale para alargar el cóccix fuera de la pelvis.
2. Exhale para dejar caer el ombligo y alargar la espalda baja en el tapete, luego curveé la pelvis hacia arriba. Los glúteos se deben de apretar juntos con suavidad. El piso pélvico está involucrado.
3. Inhale estando arriba.
4. Mantenga la pelvis derecha y el balón pequeño en el lugar, exhale para extender una pierna (fig. 4.57).
5. Inhale para poner el pie de nuevo en el tapete.
6. Exhale para extender la otra pierna.
7. Inhale para regresar la pierna al tapete.
8. Exhale para aflojar a través del pecho y hacer una secuencia hacia abajo, una vértebra a la vez, presionando la espalda baja sobre el tapete y regresando a la pelvis neutral.
9. Repita cuatro veces con cada pierna.

Rizos abdominales sobre balón pequeño

La diversidad es importante cuando se están entrenando los abdominales. La forma del balón permite un mayor rango de movimiento que en el tapete y un balón pequeño actúa como un apoyo para los principiantes que no estén lo suficientemente seguros para realizar estos ejercicios sobre un balón grande. Aquí está una oportunidad para que los abdominales se alarguen hacia fuera, en lugar de sólo doblarse hacia delante. No flexione demasiado alto. Hunda el ombligo hacia la espina dorsal y mantenga la pelvis en neutral mientras sostiene la contracción, y luego trabaje los oblicuos.

Propósito Fortalecer los abdominales superiores. El movimiento 3 desafía los oblicuos.

Advertencias • Mantenga la pelvis estable y en neutral. • No hunda la cintura y tenga cuidado de que la espalda no se arqueé. • No jale el cuello ni meta a la fuerza la barbilla en el pecho.

posición inicial

Recuéstese sobre el tapete y coloque el balón pequeño entre los omóplatos o un poco por debajo de ellos. Doble las rodillas: coloque los pies en línea con las rodillas y éstas con las caderas. Los glúteos permanecen en el tapete. Coloque las manos ligeramente atrás de las orejas para apoyar la cabeza (fig. 4.58).

movimiento 1: rizos

1. Inhale para preparar, manteniendo los codos extendidos hacia los lados.
2. Exhale para meter el ombligo y curvear la parte superior del cuerpo. Las puntas de los omóplatos quedan afuera del balón (fig. 4.59).
3. Inhale y permanezca.

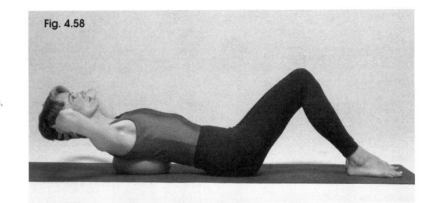

Fig. 4.58

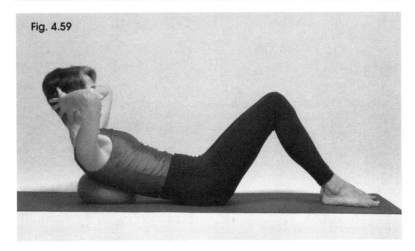

Fig. 4.59

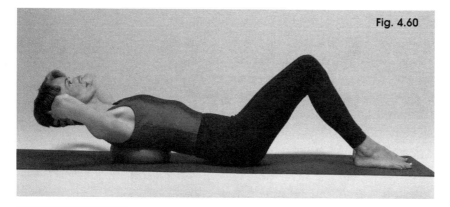

Fig. 4.60

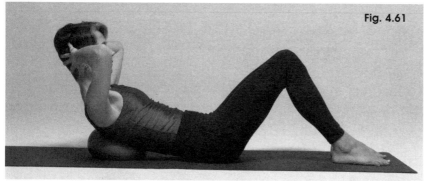

Fig. 4.61

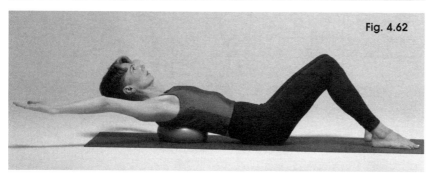

Fig. 4.62

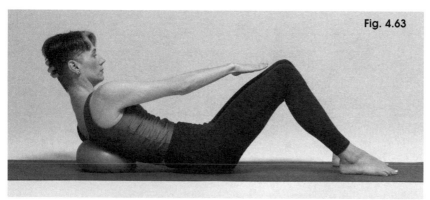

Fig. 4.63

4. Exhale para bajar, alargando la parte superior del cuerpo sobre el balón (fig. 4.60). Sienta el estiramiento de los abdominales.
5. Repita ocho veces, lenta y controladamente.

movimiento 2: sostener la contracción

1. Inhale para preparar, manteniendo los codos extendidos hacia los lados.
2. Exhale para meter el ombligo y curvear la parte superior del cuerpo. Las puntas de los omóplatos quedan afuera del balón.
3. Inhale, exhale e inhale lentamente para sostener la contracción de 3 a 4 segundos (fig. 4.61).
4. Exhale para bajar, estirando la parte superior del cuerpo sobre el balón. Sienta el estiramiento de los abdominales.
5. Repita seis veces, lenta y controladamente.

movimiento 3: agregar giros oblicuos

1. Coloque una mano atrás de la cabeza y estire la otra sobre la cabeza. Inhale para preparar (fig. 4.62).
2. Exhale para meter el ombligo y curvear el cuerpo, llevando la mano que está trabajando hacia la rodilla opuesta (fig. 4.63). La otra continúa como apoyo de la cabeza.
3. Inhale para bajar, estirando la parte superior del cuerpo sobre el balón. Sienta cómo se estiran los abdominales.
4. Repita ocho veces del mismo lado, lenta y controladamente.
5. Cambie de lado para repetir el ejercicio.

La cascada

Los abdominales y los flexores de la cadera trabajan cuando se rueda el balón, pequeño o grande, para arriba y sobre las rodillas hacia los tobillos. Sólo vaya hasta donde pueda y evite este ejercicio si tiene dolor de espalda baja. Mantenga los hombros estabilizados cuando ruede el balón por el tronco y las piernas: no permita que la posición de las manos sobre el balón provoque que los hombros se levanten hacia las orejas. Vigile que los codos permanezcan un poco doblados, mientras empuja el balón arriba de los muslos. Trate de no sólo "pasar por los movimientos" —dése cuenta de la forma en que la pelvis sale del neutral y la espalda baja empuja con suavidad hacia abajo sobre el tapete, conforme usted rueda hacia arriba y abajo a través de la espina dorsal. El balón reduce la velocidad del movimiento y ayuda a que usted se concentre en cada hueso al hacer contacto con el tapete.

Propósito Fortalecer los músculos abdominales. En este ejercicio los flexores de la cadera también estarán trabajando.

Advertencias • El balón permanece en contacto con el cuerpo. • Mantenga el abdomen plano y ahuecado; no se olvide de conectar el ombligo a espina y no arqueé la espalda baja cuando ruede hacia arriba o abajo. • Conserve los hombros abajo y hacia atrás.

Modificación • Evite este ejercicio si experimenta dolor en 1 espalda baja. Mantenga las rodillas dobladas y en lugar de eso haga un medio giro en alto.

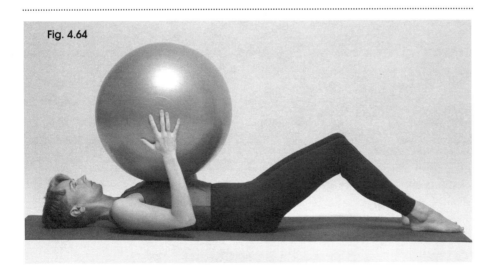

Fig. 4.64

posición inicial
Recuéstese sobre la espalda, con las rodillas dobladas y los pies en el piso, separados al ancho de la cadera.

Coloque el balón en la caja torácica, con las manos a cada lado del balón. Asegúrese que los pies no estén demasiado cerca de los glúteos (fig. 4.64).

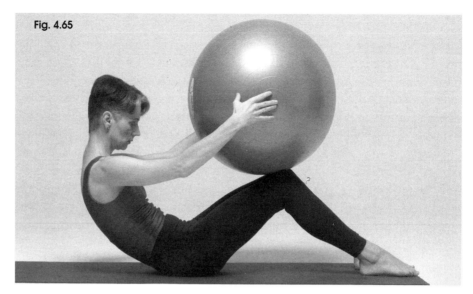

Fig. 4.65

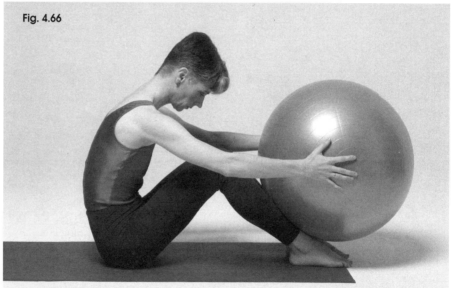

Fig. 4.66

movimiento: la cascada

1. Inhale para alargar sobre el tapete.
2. Exhale para levantar la cabeza y flexione la parte superior del cuerpo, mientras rueda el balón hacia arriba de los muslos (fig. 4.65) sobre las rodillas y hacia abajo de las espinillas. Suelte la cabeza (fig. 4.66).

3. Inhale cuando el balón esté en los tobillos, mientras empieza a rodar hacia abajo.
4. Exhale para meter el ombligo e invierta el movimiento, rodando hacia abajo una vértebra a la vez, al final descanse la cabeza en el tapete.
5. Repita de seis a ocho veces, lenta y controladamente.

Rodadas de cadera en balón grande

Ahora cambiará la relación del cuerpo con la gravedad, al colocar las piernas en un balón grande. Tenga cuidado con los dos ejercicios de rodadas de cadera de que, cuando regrese la pelvis al tapete, no exagere la curva al forzar hacia abajo el cóccix y se haga en la espalda baja un espacio más grande del que es bueno. Entre más lejos esté el balón del torso, más difícil será el ejercicio.

Propósito Hacer una secuencia a través del cuerpo y crear movilidad en la espina dorsal. Fortalecer los músculos de los glúteos y el centro.

Advertencias • No arqueé de más al estar arriba: levante la pelvis sólo cinco centímetros si tiene un dolor moderado de espalda baja. •Conectar a través de los muslos internos; trate de evitar que las piernas se separen del balón. • El cuello y los hombros deben estar relajados.

posición inicial

Recuéstese sobre la espalda, con los músculos de las pantorrillas descansando en el balón y las manos a los lados de los muslos. Conecte a través de los muslos internos. Asegúrese que los hombros estén deslizados hacia abajo, lejos de las orejas (fig. 4.67).

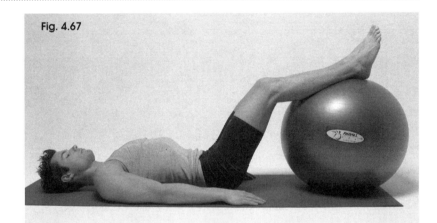

Fig. 4.67

movimiento I: rodada común de cadera

1. Inhale para alargar el cóccix fuera de la pelvis.
2. Exhale para dejar caer el ombligo y pegar la espalda baja en el tapete, luego curveé el cóccix y levante la pelvis hasta que su cuerpo esté en una línea recta, los hombros alineados con los dedos de los pies (fig. 4.68).
3. Inhale al estar arriba.
4. Exhale para aflojar a través del pecho y haga una secuencia hacia abajo, una vértebra a la vez.
5. Repita cuatro veces.

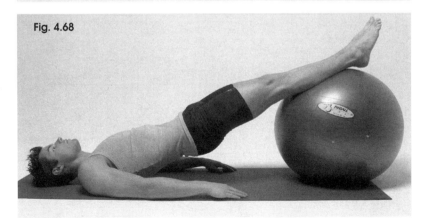

Fig. 4.68

movimiento 2: sostener la pelvis en el aire

1. Inhale para alargar el cóccix fuera de la pelvis.
2. Exhale para dejar caer el ombligo y aplanar la espalda baja en el tapete, luego curveé el cóccix y levante la pelvis hasta que su cuerpo esté en una línea recta, los hombros alineados con los dedos de los pies.
3. Inhale estando arriba y continúe para respirar normalmente, mientras sostiene la pelvis derecha en el aire, de 15 a 20 segundos (fig. 4.68).
4. Exhale para hacer la secuencia del cuerpo de regreso al tapete.
5. Repita dos veces.

Rodadas de cadera con equilibrio

Intente este equilibrio sólo cuando su cuerpo se sienta fuerte y sin dolor. Una vez que usted haya dominado las rodadas de cadera, ruede el balón hacia los tobillos, para que pueda crear una línea larga y derecha desde los hombros a través de las caderas, hacia los dedos de los pies. Recuerde que entre más desafiante haga usted el ejercicio, le será más difícil mantener la contracción de los abdominales profundos. En este ejercicio estamos poniendo a prueba la fuerza del centro del cuerpo, al disminuir la base sólida de apoyo. Los estabilizadores deben ser muy fuertes o usted puede rodar por completo fuera del balón.

Propósito Fortalecer el centro y probar el equilibrio.

Advertencias • No arqueé de más estando arriba, al levantar la pelvis demasiado alto. • Asegúrese que su cuello esté relajado.

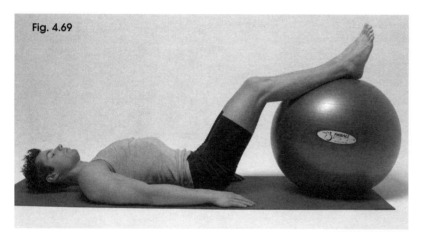

Fig. 4.69

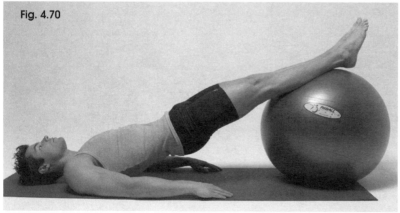

Fig. 4.70

posición inicial

Recuéstese sobre la espalda, con las pantorrillas o los tobillos descansando en el balón y las manos a ambos lados de los muslos. Conecte a través de los muslos internos. Asegúrese de que los hombros estén deslizados hacia abajo lejos de las orejas (fig. 4.69).

movimiento 1: levantar las muñecas

1. Inhale para alargar el cóccix lejos de la pelvis.
2. Exhale para continuar alargando y curveé el cóccix, una vértebra a la vez hasta que su cuerpo esté en una línea recta, los hombros alineados con los dedos de los pies (fig. 4.70).
3. Mantenga esta posición, respirando con normalidad y conectando a través de los glúteos, los muslos internos y los abdominales.

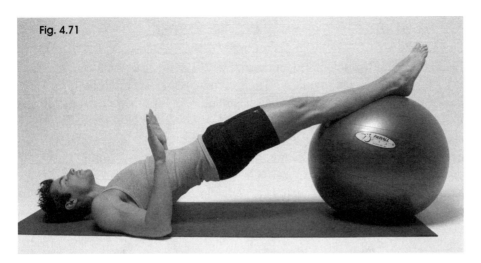

Fig. 4.71

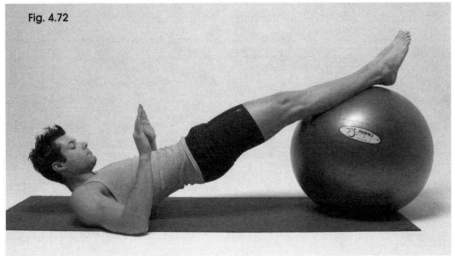

Fig. 4.72

4. Dejando los codos sobre el tapete, lentamente levante las muñecas y las manos del tapete. Respire de forma natural y sostenga por unos cuantos conteos (fig. 4.71).
5. Exhale para aflojar a través del pecho y haga una secuencia hacia abajo, vértebra por vértebra.

movimiento 2: levantar la cabeza

1. Siga las instrucciones del movimiento 1, esta vez levante la cabeza fuera del tapete para obtener un desafío extra. Respire de forma natural y sostenga por unos cuantos conteos (fig. 4.72).
2. Vuelva a poner la cabeza en el tapete. Exhale para relajar a través del pecho y haga una secuencia hacia abajo, una vértebra a la vez.
3. Repita esta serie dos veces.

Rizos abdominales con balón grande

Este es uno de los ejercicios de abdominales más agradables que alguna vez haya hecho; se siente como si estuviera ejercitándose sobre una cama de agua. Una investigación publicada en junio del 2000 de *Physical Therapy* [Terapia física], concluye que los rizos abdominales realizados en una superficie móvil son mucho más efectivos que aquellos que se hacen sobre un tapete, ya que la inestabilidad del balón aumenta la actividad muscular y la forma en que los músculos trabajan conjuntamente, para estabilizar la espina dorsal y a todo el cuerpo. Utilice el balón en su provecho para darse cuenta de cómo se estiran y alargan los abdominales al realizar el ejercicio. Para hacer que el ejercicio sea menos difícil, camine unos cuantos pasos enfrente del balón, dejando caer los glúteos levemente.

Propósito Fortalecer los abdominales superiores y superficiales.

Advertencias • Asegúrese de mantener los glúteos levantados a la misma altura de los muslos y rodillas. • Conserve el torso estable. • No jale el cuello. • No empuje la barbilla en el pecho cuando se curveé.

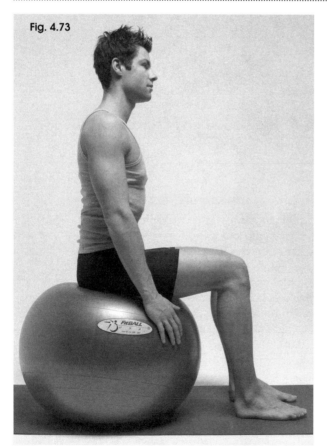

Fig. 4.73

posición inicial

Siéntese en el centro de su balón (fig. 4.73). Poco a poco dé unos pasos para alejar los pies del balón; éste rodará bajo usted. Siga adelante hasta que los hombros descansen cómodamente sobre el balón. Coloque las manos detrás de las orejas (fig. 4.74).

movimiento 1: caderas arriba

1. Inhale para preparar, sostenga los codos extendidos a los lados.
2. Exhale para empujar en ombligo hacia adentro y curveé la parte superior del cuerpo. La espalda baja está fuera del balón (fig. 4.75).
3. Inhale y permanezca.
4. Exhale para bajar la parte superior del cuerpo hacia el balón.
5. Inhale para alargar la espalda, sintiendo el estiramiento de los abdominales.
6. Repita ocho veces, lenta y controladamente.

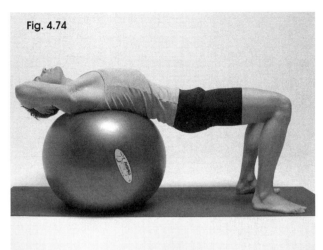

Fig. 4.74

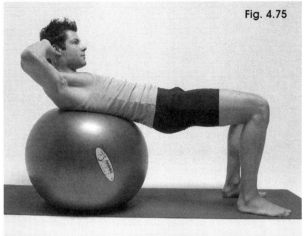

Fig. 4.75

movimiento 2: variación de oblicuos

1. Llegue a la posición igual que en el movimiento 1. Si lo desea, puede sostener el balón pequeño en el brazo izquierdo que está estirado hacia fuera. La otra mano descansa suavemente en la base del cráneo, detrás de la oreja. Inhale para preparar (fig. 4.76).

2. Exhale para deslizar la caja torácica hacia la cadera, del lado opuesto, conforme extiende el brazo izquierdo por encima del cuerpo hacia la rodilla derecha. Mantenga las caderas arriba (fig. 4.77).

3. Inhale para recostarse otra vez sobre el balón.

4. Exhale para rotar por el mismo lado.

5. Haga ocho repeticiones de un lado y luego cambie de lados.

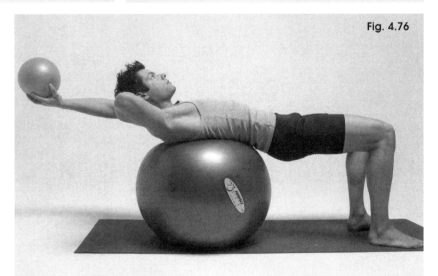

Fig. 4.76

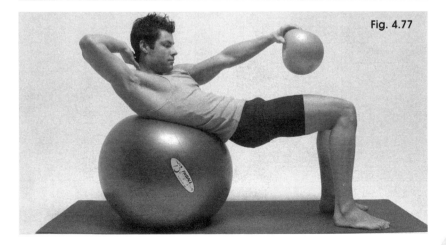

Fig. 4.77

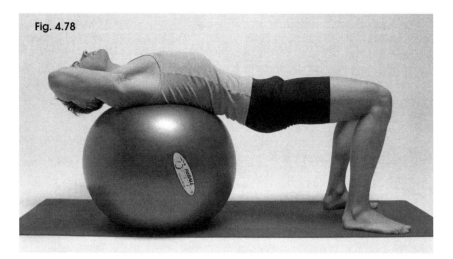

Fig. 4.78

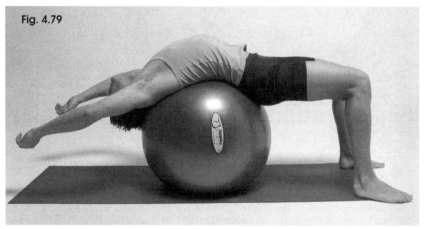

Fig. 4.79

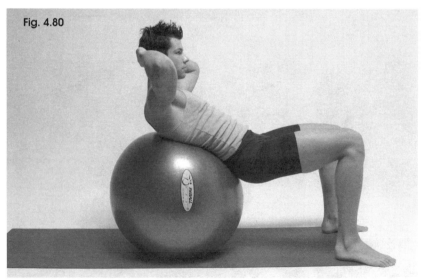

Fig. 4.80

movimiento 3: estirar la espalda y los abdominales

1. Lentamente dé unos pasos lejos del balón, sostenga la cabeza si lo desea (fig. 4.78). Continúe caminando hasta que la cabeza y el cuello estén soportados por completo por el balón.
2. Con suavidad levante los glúteos para mantener las caderas alineadas con las rodillas y los hombros. Abra los brazos a los lados o sobre la cabeza y estire la espalda y los abdominales.
3. Permanezca aquí y respire durante unos cuantos conteos (fig. 4.79).
4. Para salir del estiramiento, ponga las manos detrás de la cabeza y de inmediato levántela, con la barbilla al pecho (fig. 4.80). Camine lentamente hacia el balón al empezar a sentarse. Coloque las manos en la parte de arriba del balón para ayudarse mientras sigue caminando y curveé hacia arriba hasta que esté sentado otra vez en el balón. Esto no es fácil para los principiantes. Puede ser que en lugar de salir del ejercicio de esa forma, ellos tengan sólo que bajar los glúteos al piso.

Caminar arriba y abajo

Hacer un rizo abdominal mientras rueda sobre el balón, hará que los abdominales se despierten y presten atención. Mover el cuerpo de vertical a horizontal y regresar a vertical, no es tan fácil como se ve en las fotografías —ese es el motivo por el cual el siguiente ejercicio viene hacia el final del capítulo "Abdominales básicos con balón". Empiece este ejercicio con la punta de los dedos en el balón. Una vez que domine este tramposo movimiento, usted puede cruzar las manos sobre el pecho o alargar los brazos hacia el frente. El movimiento 3 agrega el elemento de velocidad al ejercicio. Joanne Posner-Mayer lo utiliza para imitar la experiencia del cuerpo al perder y luego recuperar el equilibrio. Ella nos recuerda que este ejercicio no es sólo un aislador abdominal, sino que también entrena los músculos de los glúteos y los profundos centrales, para soportar la espina dorsal.

Propósito Desafiar a los abdominales y el centro, y mejorar el equilibrio y la coordinación.

Advertencias • Asegúrese que tiene suficiente tracción para hacer este ejercicio: use zapatos antiderrapantes si siente que se resbala. • Trate de impedir que los glúteos caigan y asegúrese de que el balón se mueve en una línea recta. • Si lo necesita, proteja el cuello con las manos. • Mantenga los pies planos en el piso y resista la urgencia de ponerse de pie.

---

posición inicial

Siéntese en el centro del balón. Los pies están paralelos, separados al ancho de los hombros. Empezar con las puntas de los dedos sobre el balón (fig. 4.81).

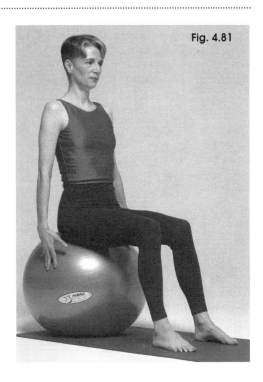

Fig. 4.81

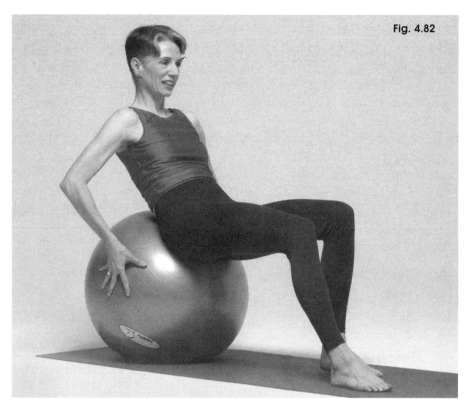

Fig. 4.82

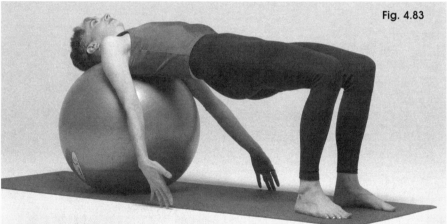

Fig. 4.83

movimiento 1: dedos en el balón

1. Inhale mientras lentamente empieza a caminar hacia fuera del balón.

2. Exhale para meter el ombligo. Mientras el balón rueda hacia delante y usted rueda hacia abajo la espina dorsal, siga moviendo los pies hacia delante (fig. 4.82).

3. Siga caminando, tenga cuidado de tener los glúteos levantados. La espalda estará recta. Camine hacia fuera hasta que los hombros o la nuca descansen sobre el balón. Apriete los glúteos. La pelvis está levantada (fig. 4.83). Puede ser que necesite sostener la nuca con las manos. Inhale.

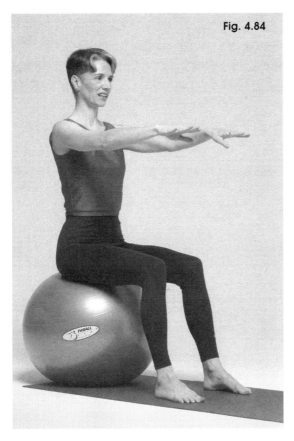

Fig. 4.84

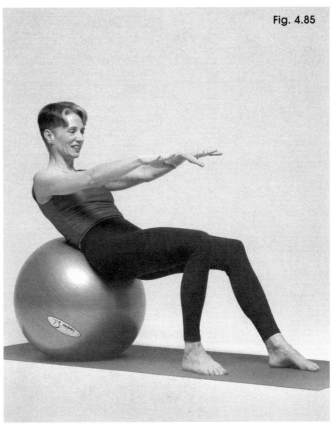

Fig. 4.85

4. Exhale para regresar, hundiendo el ombligo y caminando lentamente en reversa, curveando el torso. Continúe para caminar hasta que se haya sentado en forma derecha sobre el balón. Mantenga los dedos sobre el balón para ayudarse.
5. Repita seis veces.

movimiento 2: manos fuera del balón

1. Las manos están cruzadas sobre el pecho o estiradas al frente (fig. 4.84). Haga lo mismo que en el movimiento 1, pero mantenga las manos fuera del balón (fig. 4.85).
2. Repita seis veces.

movimiento 3: agregar velocidad

1. Cuando esté listo, realice el mismo movimiento anterior pero agregue el elemento de velocidad.
2. Repita seis veces, moviéndose tan rápido como pueda hacia arriba y abajo, mantenga una buena técnica y no permita que los glúteos caigan en la fase de "recostarse", del ejercicio.

Rodando de un lado al otro

Este es un gran ejercicio para desafiar los oblicuos. Inicie la rotación desde el centro. Use el balón pequeño para ayudarse a enfocar el ejercicio y a estabilizar los hombros. Sienta la rotación en la espina dorsal —no sólo extendida a través de los brazos. Mantenga la pelvis en ángulo recto hacia el frente.

Propósito Desafiar los oblicuos y mejorar el equilibrio y la coordinación.

Advertencias • Evite doblarse a los lados. • Mantenga los codos y las manos en una línea. • No permita que los hombros se encorven hacia delante; manténgase abierto a través de la clavícula.

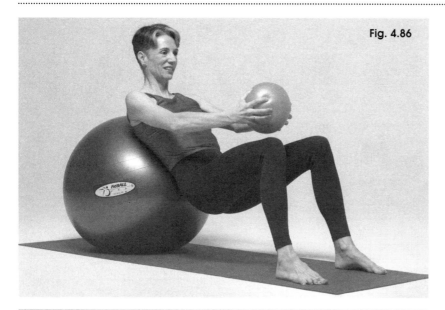

Fig. 4.86

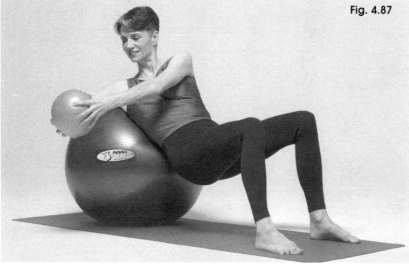

Fig. 4.87

posición inicial

Siéntese en el centro del balón. Dé unos pasos para alejarse del balón y hunda las caderas para que usted esté en una posición en cuclillas. Sostenga el balón pequeño, haga un círculo con los brazos.

movimiento: rodando de un lado al otro

1. Inhale para redondear los brazos para que el balón pequeño esté en línea con los esternón (fig. 4.86).
2. Exhale. Meta el ombligo hacia la espina dorsal y rote. Mantenga la misma relación entre el balón pequeño y el esternón (fig. 4.87).
3. Inhale mientras rota de nuevo al centro.
4. Exhale para rotar al otro lado. Mantenga la misma relación entre el balón pequeño y el esternón. Conserve los hombros hacia atrás y no los curveé hacia delante.
5. Repita seis veces de cada lado.

Equilibrio con balón

Este ejercicio estirará la parte trasera de las piernas, y también hará trabajar a los abdominales. Si existe tensión en las caderas o los *hamstrings*, poner el balón en su lugar será desafiante. Use el balón pequeño debajo de las caderas para ayudarse a trabajar recargándose en la pared. Una vez que esté en la posición, trate de separar el balón unos cinco centímetros de la pared. El equilibrar el balón sobre los pies hará que los abdominales trabajen muy duro. De hecho, pueden hacerlo tan fuerte, que los músculos rectus superficiales se pueden abultar. Coloque los dedos sobre o debajo del ombligo y verifique que los abdominales no los están presionando ni saltando. En lugar de eso ahueque el ombligo, sostenga la contracción de los abdominales profundos y respire normalmente hacia la parte posterior de las costillas. Los pies deben estar separados, para permitir que el balón esté equilibrado en la planta de los pies.

Propósito Desafiar su sentido de equilibrio y trabajar la parte posterior de las piernas y los abdominales.

Advertencias • No se apresure a entrar o salir del equilibrio. • Asegúrese de que los pies estén separados al ancho de la cadera y que el balón esté equilibrado sobre las plantas y no a los lados de los pies. • Si tiene tensión en los *hamstrings*, necesitará estar más lejos de la pared.

posición inicial

Doble las rodillas tan profundamente como le sea posible hacia el pecho. Tome el balón en las manos. Si siente tirantes los *hamstrings* o la espalda baja, ponga un balón pequeño un poco desinflado debajo las caderas (fig. 4.88).

movimiento 1: usando la pared

1. Deslice los glúteos a una distancia de cinco a doce centímetros de la pared. Doble las rodillas y apoye el balón en la pared (fig. 4.89).

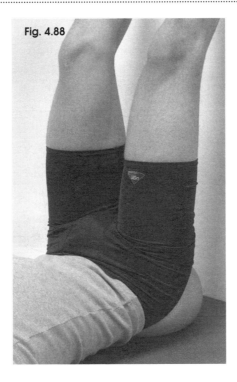

Fig. 4.88

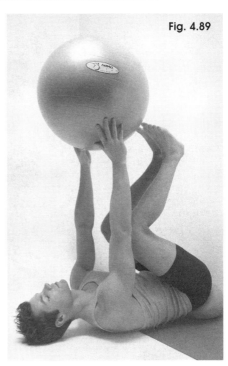

Fig. 4.89

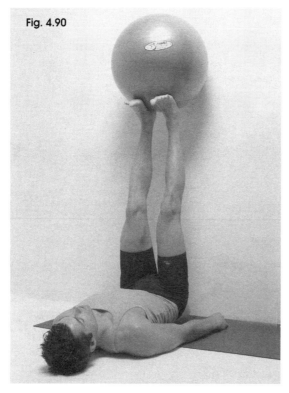

Fig. 4.90

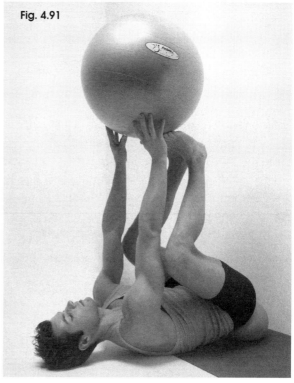

Fig. 4.91

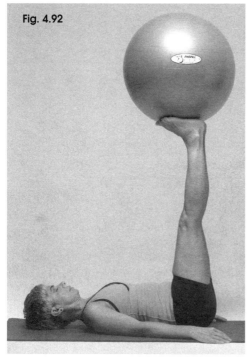

Fig. 4.92

2. Lentamente ruede con los pies el balón hacia arriba por la pared. Equilibre el balón lo más que pueda en las plantas y no a los lados de los pies, que tienen que estar separados al ancho de la cadera (fig. 4.90).

3. Ahueque el ombligo y mantenga la posición por unas cuantas respiraciones.

4. Para salir del equilibrio con balón, doble las piernas poco a poco lo más profundamente que pueda, al final tome el balón con las manos (fig. 4.91).

movimiento 2: lejos de la pared

1. Recuéstese sobre la espalda con el balón en las manos.

2. Doble las rodillas hacia el pecho y lentamente intente descansar el balón sobre la planta de los pies y no a los lados. Estos deben estar separados al ancho de las caderas.

3. Despacio estire las piernas, manteniendo el balón equilibrado sobre la planta de los pies (fig. 4.92).

4. Cuando las piernas estén completamente derechas, mantenga el equilibrio por el tiempo que quiera.

5. Dé suaves golpecitos en los abdominales. Asegúrese que están hundidos y no sacados.

6. Salga del equilibrio con balón, doble lentamente las piernas, para terminar, tome el balón con las manos.

7. Ruede a un lado e incorpórese poco a poco.

5

Abdominales
intermedios con balón

El trabajo intermedio es vigorizante y atractivo, diseñado para desafiar a quienes han completado con éxito los ejercicios abdominales básicos con balón y no tienen limitaciones ni lesiones. La respiración sigue teniendo como meta los abdominales profundos, así como ayudar al cuerpo a moverse lo más eficientemente que sea posible. Asegurar la calidad de movimiento al infundir precisión y control a cada ejercicio; hasta el más formidable ejercicio debería tener la cualidad de no hacer esfuerzo. Cuando sienta que es el momento apropiado, altere la base de apoyo, al quitar los puntos de contacto con el tapete o el balón e incrementar la longitud de las palancas. "Incrementar la palanca" significa extender una extremidad o extremidades fuera del eje de rotación, como el centro del cuerpo, los hombros o la articulación de la cadera, demandando un esfuerzo mayor en la parte de los profundos músculos centrales. Cambiando su orientación a la gravedad, al expandir el rango de movimiento de uno pequeño a otro en su más completa longitud y al minimizar la base de apoyo, retará al cuerpo y acelerará el proceso de reeducación de los músculos, pero sólo si el centro está fuerte. El soporte interior debe estar en su lugar, antes de que se agreguen los movimientos de las extremidades o lo único que hará será enseñar a su cuerpo un patrón imperfecto.

Igual que en el último capítulo, empiece con los fundamentales y repítalos con frecuencia.

Practicando los fundamentales

Los preliminares intermedios pueden verse sencillos desde afuera. Sin embargo, no sólo se está sentando en un balón sobre un tapete, sino que utiliza los músculos centrales para mantener la espina dorsal recta y conservar la pelvis y el cuerpo en una postura óptima, mientras se agregan los movimientos de las extremidades. Expanda la caja torácica a los lados al inhalar, sin hacer esfuerzos. En la exhalación, meta con suavidad el ombligo hacia adentro para activar los abdominales. Localice y entrene los transversus abdominis profundos y luego mantenga la apropiada contracción por periodos de tiempo cada vez más largos, todo esto construirá la resistencia y fortaleza y proporcionará el soporte interior que se necesita para los desafiantes ejercicios que siguen.

Fundamental # 1: Sentarse en espina neutral

Siéntese derecho en el centro del balón y verifique su postura en un espejo o con las manos. Note si las tres curvas naturales de la espina dorsal están en su lugar, o si las está aplanando o exagerando. Unos cuantos rebotes activarán los músculos apropiados, que se necesitan para alinear el cuerpo en la espina dorsal neutral. Posner-Mayer explica que cuando rebota en el balón "la espina gravitará en una posición más confortable y con una energía eficiente (postura óptima), al poner el centro de gravedad del cuerpo sobre su base de soporte". Los músculos abdominales también trabajarán.

Propósito Encontrar las tres curvas naturales de la espalda (espina neutral).

Advertencias • Cuando rebote en el balón mantenga la cabeza arriba; no deje que la mirada haga caer la cabeza. Al principio conserve las manos en contacto con el balón. • Nunca combine rotar o doblar la espina dorsal al rebotar.

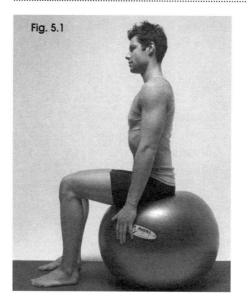

Fig. 5.1

posición inicial

Siéntese en el centro del balón, las rodillas alineadas con los tobillos y las piernas separadas al ancho de los hombros, los pies paralelos.

movimiento 1: rebotar

1. Presione los pies en el piso, active los muslos y las pantorrillas y rebote tres o cuatro veces. Respire normalmente.
2. Detenga el rebote. Verifique su postura en un espejo o con las manos. Debe de estar en espina neutral. Hay una curva en la baja espalda, pero no está exagerada. El cuello está largo pero no tenso. Las orejas están alineadas sobre los hombros (fig. 5.1).

Fundamentales # 2: Sentado, encontrar el centro

Ahora que ha encontrado la espina neutral, intentará sentarse en el balón mientras sostiene la conexión abdominal profunda y descansará de diez a veinticinco segundos. Luego mantendrá la contracción, pero agregará pequeños movimientos de piernas y pies. Cerrar los ojos altera la consciencia del lugar en que se encuentra su cuerpo en el espacio y hace que el ejercicio sea más difícil. Luego trate de colocar los pies en balones pequeños un poco desinflados, manteniendo el tronco y las piernas estables.

Propósito Entrenar la conexión abdominal profunda y controlar la postura neutral derecha. Entrenar el sistema nervioso y el equilibrio.

Advertencias • No pierda la postura óptima o la pelvis neutral mientras levanta los dedos de los pies, cierra los ojos o mueve los pies para acercarlos. Al principio, mantenga las manos sobre el balón. • Vigile los cambios de postura en la parte superior del pecho (con la cabeza apuntando hacia delante) o los de la curva de la espalda baja (una curva exagerada o aplanada). • Sentarse y mantener la contracción profunda es una actividad de resistencia. Empiece por un periodo corto de tiempo y agregue más conforme gana fuerza. • No sostenga la respiración.

posición inicial

Siéntese en el centro del balón, las rodillas alineadas con los tobillos, las piernas separadas al ancho de los hombros y paralelas. Los pies están firmemente plantados, los dedos de los pies largos y relajados. Los hombros están relajados mientras usted se alarga a través de la punta de las orejas. La barbilla está nivelada.

movimiento 1: ojos abiertos

1. Piense en empujar con suavidad el ombligo hacia arriba y a la parte posterior de la espina dorsal. Inhale.
2. Exhale para activar el transversus profundo. Piense en estrechar la cintura, no sólo aplanarla (fig. 5.2).
3. Mantenga la conexión abdominal de 10 a 15 segundos, respirando con naturalidad.
4. Libere y descanse de 10 a 15 segundos.
5. Repita, sosteniendo de 10 a 25 segundos. No sostenga la respiración.
6. Libere.
7. Repita el mismo movimiento dos veces con los pies más juntos.

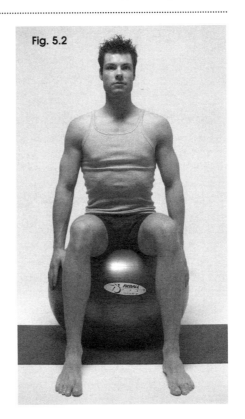
Fig. 5.2

integre sus metas

¿Se ha acordado de integrar los fundamentales de este trabajo en cada ejercicio? Esto puede ser difícil en casa, trabajando solo únicamente con su libro.

Piense en una meta a la vez. Hoy, concéntrese en sus hombros. ¿Ha dominado el arte de deslizar los omóplatos hacia abajo y lejos del cuello y la cabeza, aún cuando los brazos estén arriba de la cabeza?

Mañana, su enfoque podría ser la conexión de los abdominales profundos. ¿Mete con suavidad el ombligo cada vez que cambia de ejercicio? o ¿están los abdominales abultados hacia fuera, lo que es una señal de que la conexión se ha perdido?

Usted necesita concentrarse en la respiración en cada sesión. Evite trabajar demasiado fuerte con ella o respirar hacia la parte superior del pecho. En la inhalación, expanda la caja torácica hacia los lados pero no la fuerce. Encuentre el fondo de la exhalación —ese momento de calma antes de la acción de inhalar. Una respiración apropiada ayuda a relajar los músculos, a liberar la tensión del cuerpo y a utilizarlo junto con la mente. También nos protege de sostener la respiración.

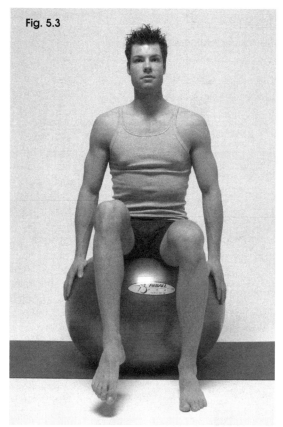

Fig. 5.3

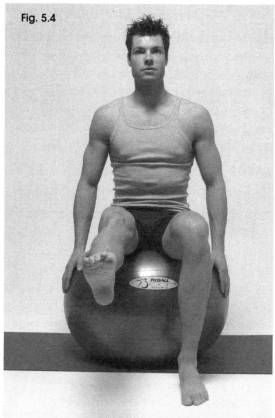

Fig. 5.4

movimiento 2: ojos cerrados

1. Empiece con los pies separados al ancho de los hombros y las manos sobre el balón. Piense en jalar suavemente el ombligo hacia arriba y en la parte posterior de la espina dorsal. Inhale.

2. Exhale para activar el transversus abdominis profundo. Piense en estrechar la cintura, no sólo en aplanarla. Cierre los ojos.

3. Mantenga la contracción abdominal de 10 a 25 segundos, respirando con normalidad.

4. Libere y descanse de 10 a 25 segundos.

5. Repita, sosteniendo de 10 a 25 segundo. No sostenga la respiración.

6. Libere.

movimiento 3: levantar los dedos de los pies

1. Inhale para preparar, con suavidad jale el ombligo hacia la espina dorsal.

2. Exhale para estrechar la cintura y levantar un pie a cinco centímetros del tapete (fig. 5.3).

3. Inhale para bajar el pie, manteniendo la conexión abdominal.

4. Exhale y levante el otro pie cinco centímetros.

5. Repita cuatro veces con cada pierna, manteniendo la contracción pero respirando con naturalidad.

movimiento 4: levantar la pierna y extender

1. Inhale para preparar, llevando el ombligo hacia la espina dorsal.

2. Exhale para estrechar la cintura y extender derecha una pierna desde la rodilla (fig. 5.4).

3. Permanezca derecho por unos cuantos conteos, respirando con naturalidad y manteniendo la conexión abdominal.

4. Ponga el pie en el suelo y trate con el otro.

5. Repita cuatro veces con cada pierna, conservando la contracción pero respirando naturalmente.

movimiento 5: pies en dos balones pequeños

1. Con cuidado coloque un pie y luego el otro sobre dos balones pequeños muy desinflados (fig. 5.5).

2. Piense en llevar el ombligo hacia arriba y a la parte posterior de la espina dorsal. Inhale.

3. Exhale para activar el transversus profundo. Piense en estrechar la cintura y no sólo en aplanarla.

4. Trate de mantener el tronco y las piernas estables. Respire con naturalidad y conserve la contracción abdominal por todo el tiempo que pueda mantener el equilibrio.

5. Repita cuatro veces.

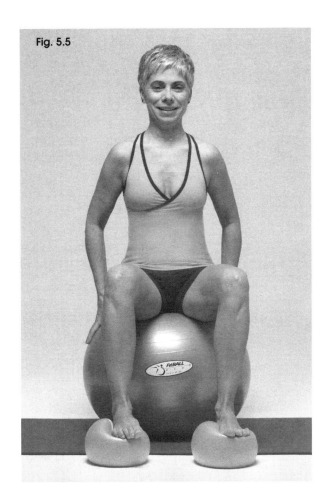

Fig. 5.5

Sentarse en un balón

La pionera del ejercicio con balón y fisioterapeuta, Joanne Posner-Mayer, cree que la falta de resistencia muscular de la espina dorsal, que hoy en día se encuentra en muchas personas, está probablemente relacionada con cuánto tiempo pasa la gente soportada al estar sentada. Sentarse en una silla, explica, crea un soporte pasivo, mientras que un balón es una superficie dinámica para sentarse, que es activa —ocurre un continuo ajuste en el cuerpo. Estos ajustes entrenan la capacidad de resistencia de los músculos de postura y del centro interno. El fisioterapeuta y escritor Rick Jemmett utiliza el sentarse en el balón, para ayudar a sus pacientes a entrenar los capas más internas del cuerpo: los discos, ligamentos y músculos pequeños que corren de una vértebra a la siguiente. Estos son los ligamentos y músculos que ayudan a estabilizar la columna vertebral y a mandar al cerebro información crucial, sobre la posición de las articulaciones y huesos de la espina dorsal. Los pacientes mantienen una contracción de calidad del transversus abdominis, y sostienen el equilibrio mientras ajustan la base de soporte, abriendo y cerrando los ojos y haciendo cada pose por unos cuantos segundo, aumentando cada día.

Fundamentales # 3: Levantando la rodilla, ejercicio estabilizador en balón pequeño

Esta es una manera altamente efectiva de entrenar el transversus abdominis profundo en una forma muy específica. Por lo general, levantando la rodilla se hace sobre el tapete, pero encuentro de mucha ayuda que hacer el ejercicio sobre el balón, un poco desinflado. Aquí hay un ejemplo de un pequeño movimiento que trae resultados —la inestabilidad del balón provoca que los músculos dormidos se disparen. Después de dominar una pierna a la vez, mantenga ambas piernas en el aire con precisión, cuide de mantener la contracción mientras levanta la segunda rodilla. Coloque los dedos a dos y medio centímetros, frente a los huesos de la cadera y presione para sentir si tiene un buen control en el transversus abdominis. También recuerde usar la retracción y poner en tensión el piso pélvico para ayudarse.

Propósito Encontrar la conexión abdominal profunda.

Advertencia • Si ya no siente tensión en la punta de los dedos, no levante la pierna demasiado alto. Es más importante mantener la contracción que levantar alto la rodilla.

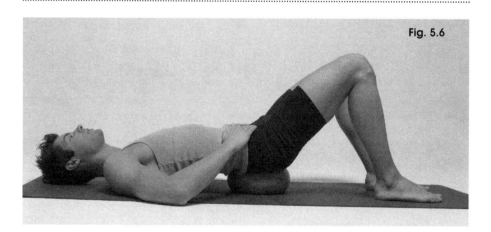

Fig. 5.6

posición inicial

Recuéstese sobre la espalda, levante las rodillas hacia el pecho y acomode un balón un poco desinflado debajo de las caderas. Este balón descansará debajo de la pelvis y no en la espalda baja. Coloque los pies sobre el tapete separados al ancho de las caderas. La cabeza y los hombros están completamente relajados sobre el tapete.

movimiento 1: elevación sencilla de la rodilla

1. Coloque la punta de los dedos a cinco centímetros hacia adentro de los huesos de la cadera y presione. Inhale para preparar.
2. Exhale para retraer el abdomen bajo, jalar hacia arriba el piso pélvico y encontrar la contracción del músculo transversus abdominis profundo.
3. Inhale para mantener la contracción. Debería seguir para sentir tensión en la

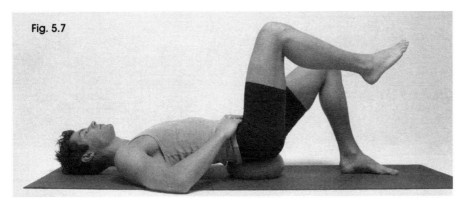

Fig. 5.7

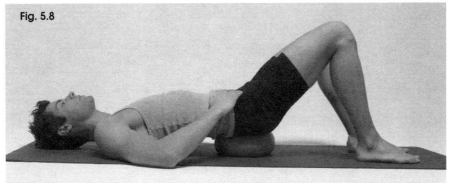

Fig. 5.8

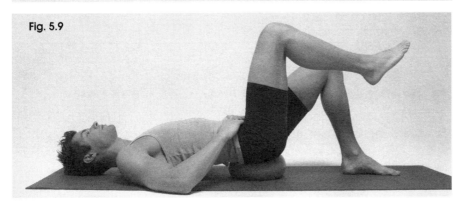

Fig. 5.9

punta de los dedos (fig. 5.6).

4. Exhale para levantar una rodilla, para que la pierna esté en la posición de mesa (fig. 5.7).

5. Inhale para bajar el pie lentamente al tapete, manteniendo la conexión abdominal.

6. Exhale para levantar la otra rodilla hacia la posición de mesa.

7. Inhale y coloque el pie de regreso sobre el tapete.

8. Repita seis veces, manteniendo la conexión abdominal.

movimiento 2: elevación doble de rodillas

1. Empiece con los dos pies sobre el tapete. Inhale para preparar (fig. 5.8).

2. Exhale para retraer el abdomen bajo, jalar hacia arriba el piso pélvico y encontrar la contracción del transversus.

3. Inhale para continuar la contracción. Debería seguir para sentir tensión en la punta de los dedos.

4. Exhale para mantener la contracción y levantar la pierna derecha a la posición de mesa (fig. 5.9).

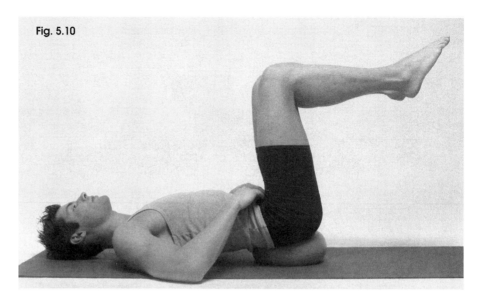

Fig. 5.10

5. Inhale para mantener la contracción mientras sostiene arriba la pierna derecha.
6. Exhale para levantar la pierna izquierda para juntarse con la derecha en la posición de mesa (fig. 5.10).
7. Inhale y permanezca con las piernas en posición de mesa.

8. Exhale para llevar lentamente los pies hacia abajo al tapete.
9. Repita de seis a ocho veces, manteniendo la contracción abdominal profunda.

Los ejercicios abdominales intermedios con balón

¿Ha calentado lo suficiente para seguir con los ejercicios intermedios? Los fundamentales proporcionan un calentamiento más para la mente que para el cuerpo —cuando se sienta que es el momento preciso para empezar a trabajar con los ejercicios intermedios, use el entrenamiento básico de quince minutos, que se encuentra en la parte posterior del libro, o haga algunos movimientos aeróbicos suaves para calentar los músculos. Tenga cuidado y buen juicio cuando trabaje con el balón grande, ya que con él es más probable sufrir una lesión, que cuando está trabajando con el balón pequeño. Trabaje a su propio ritmo.

Giro en alto completo

Este es un clásico ejercicio Pilates. El balón agrega resistencia y hace trabajar muy duro a los abdominales. También eleva la conciencia del lugar donde está su cuerpo en el espacio, y añade un elemento de gracia y diversión al ejercicio. No deje que el balón lo distraiga de rodar la espina dorsal como una rueda. Imagine que los abdominales son frenos que pueden desacelerar el rodar de la columna vertebral. Si lo desea puede comenzar con un balón pequeño en las manos. Puede tener las piernas extendidas o dobladas; si está estiradas sentirá una vigorizante elasticidad de los *hamstrings*. Debe evitar este ejercicio si sufre de dolor de espalda baja.

Propósito Fortalecer los abdominales y aprender a mantenerlos planos. Experimentar un estiramiento de *hamstrings* y de espina dorsal.

Advertencias • Asegúrese que los hombros estén deslizados hacia debajo de la espalda, y que cuando lleve el balón arriba de la cabeza no arquea la espalda superior fuera del tapete. • Suma el ombligo hacia la espina dorsal y ruede hacia abajo una vértebra a la vez. • Flexione los pies y empuje los talones lejos de las caderas, para experimentar un estiramiento de *hamstrings*.

Modificación • Si tiene la espalda baja tensa, pruebe doblando las rodillas y manteniendo los pies alejados de los glúteos.

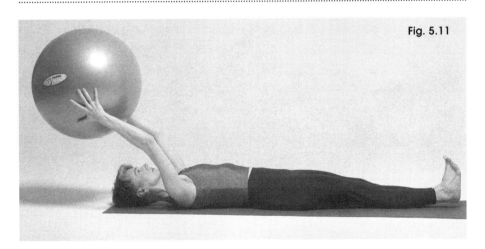

Fig. 5.11

posición inicial

Recuéstese sobre la espalda, con las piernas juntas, sosteniendo el balón entre las manos. Sin levantar los omóplatos del tapete, lleve el balón hacia arriba de la cabeza (fig. 5.11). Si las rodillas están dobladas, asegúrese que los talones no estén demasiado cerca de los glúteos.

¿por qué no puede rodar hasta arriba?

Muchos estudiantes se desaniman porque no pueden rodar hasta arriba en ejercicios como el giro en alto completo. ¿Están débiles sus abdominales? No siempre es este el problema. Algunas veces las proporciones físicas del cuerpo son obstáculos para que un estudiante pueda rodar hasta arriba. Es posible que las piernas sean cortas y no lo suficientemente pesadas, en comparación a la parte superior del cuerpo y el tronco, lo que puede ser el motivo por el cual los hombres en particular con frecuencia luchan con este ejercicio. Pueden necesitar poner una amplia banda elástica, de un metro y medio de largo alrededor de los pies o detrás de los muslos para ayudarse.

Algunos estudiantes tienen una curva demasiado pronunciada en la espalda baja, debido a que los flexores de su cadera están rígidos y jalan la pelvis hacia el frente, impidiendo que rueden a través de la espina dorsal. Si este es su caso, pruebe doblar las piernas, conservando los pies lejos de los glúteos y ponga los pies debajo de unas pesas o una cinta.

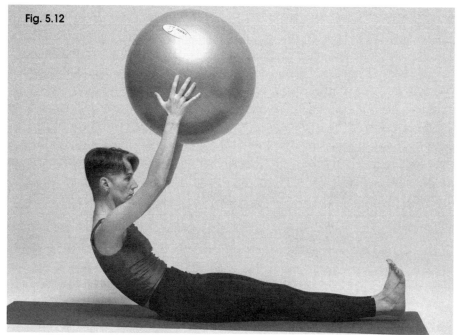

Fig. 5.12

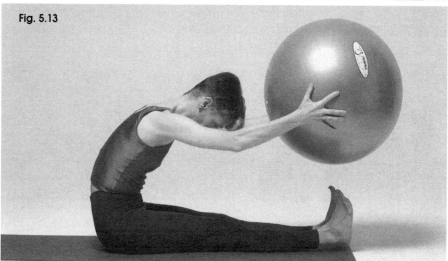

Fig. 5.13

movimiento: giro en alto completo

1. Inhale para levantar el balón hacia el techo.

2. Exhale para flexionar el cuerpo hacia arriba, despegando una vértebra a la vez del tapete (fig. 5.12).

3. Inhale para extender el balón arriba de los dedos de los pies, luego empiece a rodar hacia atrás, jalando el ombligo a la espina dorsal (fig. 5.13).

4. Exhale para invertir el movimiento, rodando una vértebra a la vez.

5. Cuando los omóplatos alcancen el tapete, el balón debe estar flotando atrás, sobre la cabeza.

6. Repita ocho veces.

Doble estiramiento de pierna

Este es un gracioso pero poderoso ejercicio Pilates diseñado para construir una central de fuerza poderosa. Existe un flujo y control entre el estiramiento de las extremidades y la posición tensa del balón en medio. Igual que con todos estos ejercicios, estamos uniendo la respiración con el movimiento. Recuerde, la respiración es la que le ayudará a relajarse y a mantenerse trabajando con la mayor eficiencia durante los ejercicios intermedios y avanzados. El peso extra del balón hace de éste un gran tensor de abdominales, así que empiece con el balón pequeño para apoyar el cuerpo si es necesario. Permita que el balón pequeño lo soporte, pero no se deje caer en él.

Propósito Construir los abdominales y la coordinación. Practicar la unión de la respiración con el movimiento.

Advertencias • Asegúrese de que los brazos están extendidos a los lados de las orejas o levemente enfrente de ellos, pero no atrás. • Mantenga la mirada en las rodillas, no en el techo. • No permita que las piernas caigan tan abajo que su espalda baja se arqueé fuera del tapete. • No encorve los hombros y trate de no dejar que la cabeza se empuje hacia adelante.

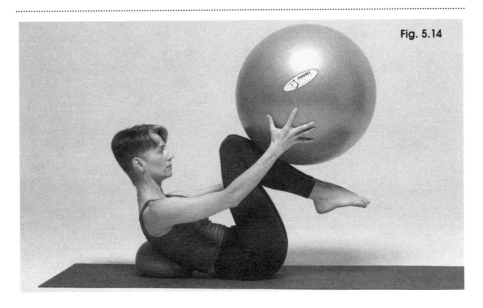

Fig. 5.14

posición inicial

Coloque el balón pequeño entre los omóplatos o justo debajo de ellos. Empuje las rodillas hacia el pecho. La espalda baja caerá sobre el tapete. Sostenga el balón grande sobre las rodillas o los tobillos (fig. 5.14).

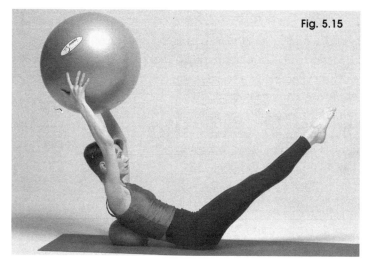

Fig. 5.15

movimiento 1: con soporte del balón pequeño

1. Inhale para preparar.

2. Exhale para empujar el ombligo hacia la espina dorsal y extender piernas y brazos. Estos se encuentran justo enfrente de las orejas y las piernas a 45 grados o más del piso (fig. 5.15).

3. Inhale para curvearse como una pelota, llevando el balón hacia los tobillos.

4. Exhale para estirar las piernas y brazos.

5. Repita ocho veces.

movimiento 2: sin el soporte del balón pequeño

1. Recuéstese de espalda sobre el tapete, lleve las rodillas hacia el pecho.

2. Sostenga el balón grande sobre los tobillos o las rodillas (fig. 5.16).

3. Inhale para levantar la cabeza y curvearse como una pelota (fig. 5.17).

4. Exhale para meter el ombligo y extender piernas y brazos. Estos se encuentran justo enfrente de las orejas, aquellas, a 45 grados del piso o más (fig. 5.18).

5. Inhale para curvearse como una pelota, llevando el balón hacia los tobillos.

6. Exhale para estirar las piernas y los brazos.

7. Repita ocho veces.

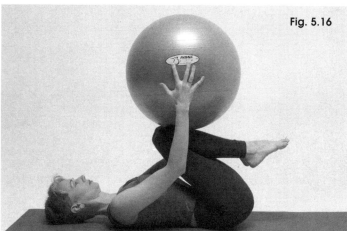

Fig. 5.16

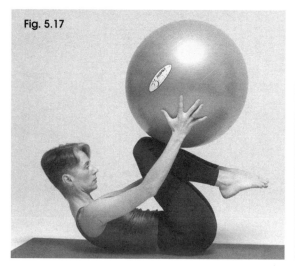

Fig. 5.17

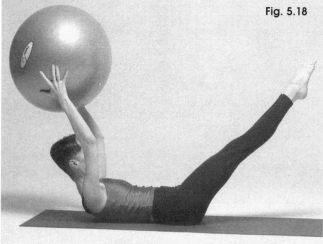

Fig. 5.18

Preparación de rompecabezas

Este es otro excelente desafío de abdominales Pilates. Aquí usted se concentra en rodar a través de la espina dorsal una vértebra a la vez, mientras despega el cuerpo del tapete para ir hacia arriba al aire y luego lo regresa al tapete. Es importante trabajar lentamente al despegar y en las partes que bajan del ejercicio. Levantar los pies del suelo crea una palanca y hace que el cuerpo trabaja más duro para mantener el equilibrio. Apretar el balón pequeño entre las rodillas mantiene las piernas alineadas y ayuda a encontrar la cavidad abdominal profunda.

Propósito Dar tono a los abdominales y practicar la articulación a través de la espina dorsal.

Advertencias • Para empezar, asegúrese de que los pies no estén demasiado cerca de los glúteos. • Cuide de que cuando levante los brazos, no permita que los hombros se levanten hacia las orejas. • Levante desde el pecho, no desde la cabeza, mientras se separa del tapete. No se lance hacia arriba.

---

posición inicial

Recuéstese de espaldas y coloque los pies planos sobre el tapete. Ponga un balón pequeño entre las rodillas. Levante los brazos derechos sobre usted, asegurando que los omóplatos permanecen sobre el tapete (fig. 5.19).

movimiento 1: pies sobre el tapete

1. Lleve los brazos hacia atrás sobre la cabeza. Utilice la conexión abdominal, para asegurar que la caja torácica no está saltada ni la espalda arqueada (fig. 5.20).

2. Inhale para alargar los dedos hacia el techo.

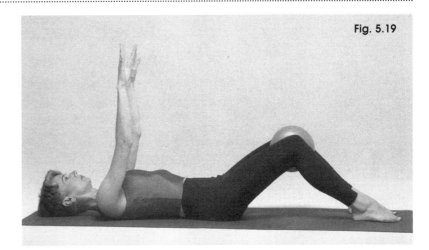

Fig. 5.19

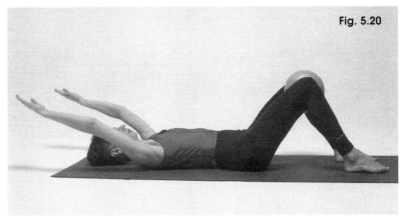

Fig. 5.20

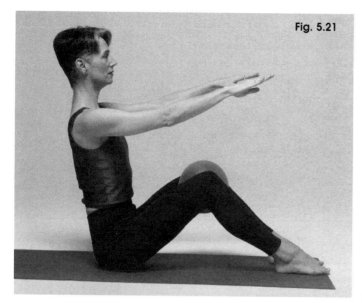

Fig. 5.21

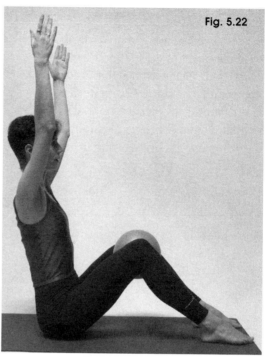

Fig. 5.22

Fig. 5.23

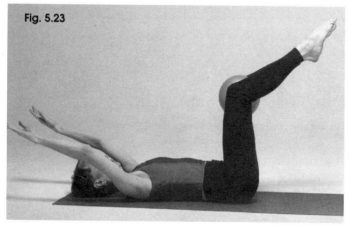

3. Exhale mientras ahueca el ombligo hacia la espina dorsal, presione el sacro en el tapete y continúe el movimiento hacia delante, para que la cabeza y la parte superior del cuerpo sigan a las manos hacia arriba en el aire (fig. 5.21). Usted se está balanceado justo atrás de los huesos de asiento. Los pies deben permanecer plantados sobre el tapete.

4. Inhale para levantar los brazos justo al frente de las orejas. Los hombros permanecen abajo (fig. 5.22).

5. Exhale para dejar caer el ombligo, luego ruede la espina dorsal hacia abajo al tapete, presionando un hueso a la vez en piso.

6. Regrese a la posición inicial, con los brazos sobre la cabeza.

7. Repita seis veces.

movimiento 2: piernas en el aire

1. La posición inicial es la misma que en el movimiento 1, excepto las piernas que están en el aire, las rodillas dobladas. Los dedos de los pies deben estar a la misma altura de las rodillas o más alto. Lleve los brazos un poco hacia atrás (fig. 5.23).

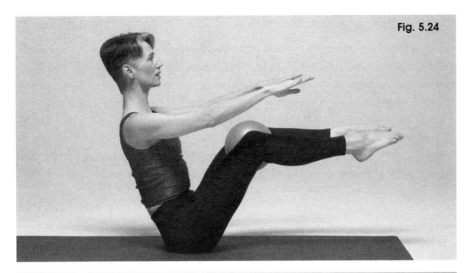

Fig. 5.24

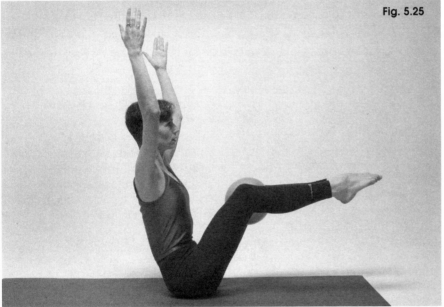

Fig. 5.25

2. Inhale para llevar las manos hacia el techo.

3. En la exhalación presione el sacro hacia el tapete y continúe el movimiento hacia delante y arriba, para que la cabeza y la parte superior del cuerpo sigan a las manos hacia el aire. Usted se está balanceando justo en la parte posterior de los huesos de asiento. Sería ideal que los dedos de los pies estuvieran a la misma altura que las rodillas o un poco más alto (fig. 5.24).

4. Inhale para levantar los brazos levemente hacia atrás, para que estén justo enfrente de las orejas. Los hombros permanecen abajo (fig. 5.25). Las piernas, en su lugar.

5. Exhale para dejar caer el ombligo y ruede la espina dorsal hacia atrás al tapete, presionando un hueso a la vez en el piso. Mantenga las rodillas dobladas y los pies en el aire.

6. Regrese a la posición inicial, los brazos están sobre la cabeza.

7. Repita seis veces.

Bajar y levantar

Este ejercicio hace magia sobre los abdominales bajos, pero es esencial que la espalda baja permanezca en el tapete. Me gusta agregar el apretar el balón, para desafiar la parte superior del cuerpo. Recuerde de conservar los codos un poco doblados, para permitir apretar mejor. En el movimiento 2, coloque las manos en un forma de diamante bajo los glúteos. Los abdominales profundos deben trabajar todo el tiempo: si sus abdominales se abultan, usted ha perdido la conexión profunda. Lentamente baje y levante las piernas, para no acostumbrarse a dejar el momento que ayude al ejercicio.

Propósito La meta son los abdominales bajos.

Advertencias • No deje que las piernas bajen demasiado, ya que la espalda baja se arquea fuera del tapete. • Evite que los glúteos se separen del tapete mientras levanta las piernas.

Modificación • Doble las rodillas si no es muy fuerte o tiene los *hamstrings* tensos. Si es propenso al dolor de espalda baja, deje el balón a un lado y coloque las manos en una forma de diamante debajo de los glúteos, para proteger la espalda baja. Mantenga las rodillas dobladas.

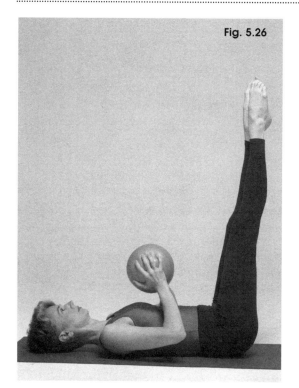

Fig. 5.26

posición inicial

Recuéstese sobre la espalda sosteniendo el balón pequeño enfrente de su pecho. Lleve las rodillas hacia el pecho y estire las piernas hacia el aire. Ponga los pies en punta y apriete las piernas juntas (fig. 5.26).

movimiento 1: bajar y levantar

1. Inhale para bajar lentamente las piernas tanto como pueda mientras mantiene la espalda baja en el tapete (fig. 5.27).
2. Exhale para levantar lentamente las piernas. Apriete el balón al exhalar.
3. Repita ocho veces.

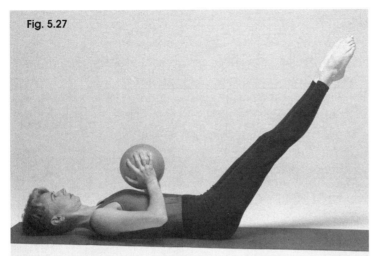

Fig. 5.27

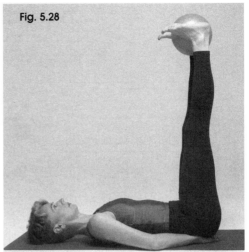

Fig. 5.28

movimiento 2: el balón pequeño entre los tobillos

1. Para proteger la espalda baja, coloque el balón pequeño entre los tobillos y las manos debajo de los glúteos (fig. 5.28).

2. Inhale para bajar las piernas tanto como pueda, mientras conserva la espalda baja sobre el tapete (fig. 5.29).

3. Exhale para levantar las piernas poco a poco.

4. Repita ocho veces.

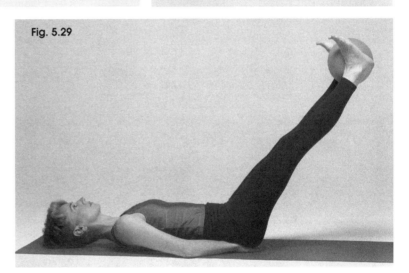

Fig. 5.29

No arqueé las espalda fuera del tapete

*e*l estudiante de la fotografía demuestra una incorrecta posición mientras intenta un ejercicio intermedio.

Vigile no arquear excesivamente la espalda, en ejercicios como el doble estiramiento de piernas y bajar y levantar. No permita que las piernas desciendan tanto, que hagan que la espalda baja se arqueé fuera del tapete. Los abdominales y los músculos de la espalda baja deben trabajar en conjunción, para estabilizar la pelvis.

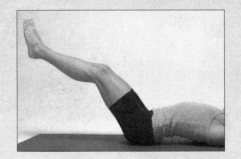

Pierna arriba y bicicleta

Coloque las manos en una posición confortable, con la punta de los dedos apuntando hacia delante, atrás o a los lados. La posición de los dedos apuntando hacia delante, tiende a mantener la tensión fuera de los trapecios superiores y de los músculos de los hombros; sin embargo, elija la posición con la que se sienta más a gusto. Pierna arriba es un ejercicio Pilates adaptado del tapete de trabajo. El balón pequeño le permite quitar algo del peso de las muñecas. Piense en levantarse del balón, pero no se suma en él. De vez en cuando vea hacia el ombligo, para asegurarse que esté hundido y que los abdominales no están salidos.

Propósito Dar tono a los abdominales, los glúteos y los tríceps.

Advertencia • Mantenga las caderas en ángulo recto y levante la pierna sólo hasta donde la pelvis permanezca estable. • No hunda la pelvis en el balón, ya que esto pondrá presión en la rodilla de la pierna que está soportando. • Las manos están debajo de los hombros. • Los hombros están estables y no subidos a la altura de las orejas.

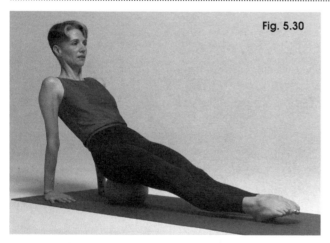

Fig. 5.30

posición inicial

Siéntese sobre el balón y coloque las manos directamente debajo de los hombros, cambiando el peso un poco hacia atrás. Estire las piernas, presionando las caderas hacia arriba y apretando los glúteos. Deslice los omóplatos hacia abajo (fig. 5.30).

movimiento 1: pierna jalada hacia arriba

1. Inhale y exhale para aventar una pierna hacia arriba (fig. 5.31). Los dedos de los pies están alargados.
2. Inhale para flexionar los pies y lentamente bajar la pierna, presionando el talón hacia abajo (fig. 5.32).
3. Al final del movimiento exhale mientras pone los dedos de los pies en punta, luego levante la pierna.

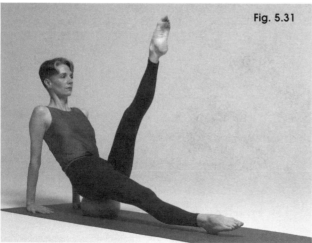

Fig. 5.31

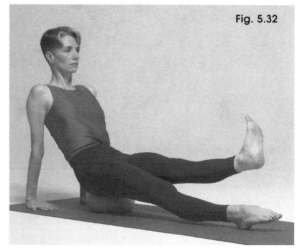

Fig. 5.32

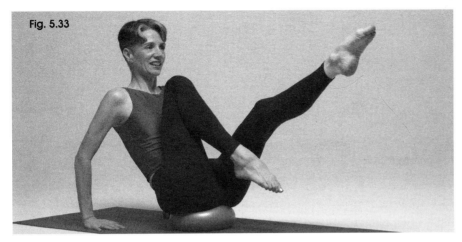

Fig. 5.33

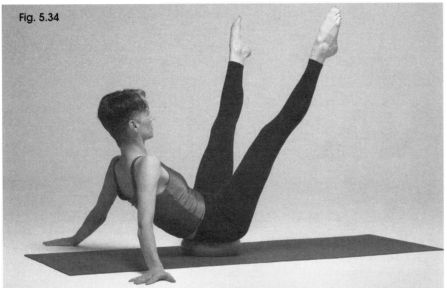

Fig. 5.34

4. Inhale para flexionar el pie y llevar la pierna hacia abajo.

5. Repita tres veces con cada pierna.

movimiento 2: bicicleta sentado en el balón

1. Coloque las manos sobre el tapete debajo de los hombros y siéntese en un balón pequeño. Cambie el peso un poco hacia atrás a los brazos. Doble una pierna y luego la otra, llevando las rodillas al pecho. Haga una pausa hasta que encuentre el equilibrio.

2. Lenta y suavemente, haga un movimiento de bicicleta con las piernas, al hacer círculos con ellas hacia

fuera (fig. 5.33). Respire normalmente.

3. Trabaje por unos cuantos conteos en una dirección, luego invierta el sentido de la bicicleta, al llevar las piernas hacia usted.

movimiento 3: piernas en forma V

1. Cambie la posición de las manos, al abrir los dedos a los lados y poner las manos abiertas sobre el tapete. Cambie su peso hacia atrás. Inhale.

2. Exhale para doblar las rodillas hacia el pecho y estirar las piernas hacia el aire.

3. Inhale y abra las piernas (fig. 5.34).

4. Exhale y cierre.

5. Repita seis veces.

Giro de espina dorsal

Este es un gran fortalecedor abdominal y rotor de la espina dorsal. No olvide apretar los abdominales, mientras lleva las pesadas piernas hacia arriba a través del centro. En el movimiento 2 las piernas extendidas se vuelven una palanca más grande. Al aumentarla, se hace que los músculos centrales trabajen muy duro para levantar las piernas y estabilizarlas.

Propósito Desafiar y dar tono a los abdominales y muslos internos, al agregar una palanca cada vez más grande.

Advertencias • Si tiene problemas en la espalda baja, siga con el movimiento 1 y evite totalmente el movimiento 2. • Los hombros y la espalda deben permanecer en el tapete durante todo el ejercicio.

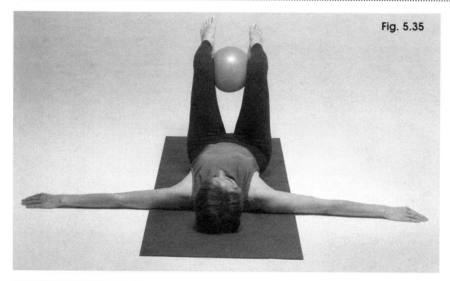

Fig. 5.35

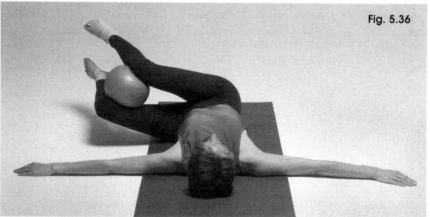

Fig. 5.36

posición inicial

Recuéstese sobre el tapete, con el balón pequeño entre las rodillas. Estire los brazos hacia los lados en una forma T, con las palmas de las manos hacia abajo.

movimiento 1: rodillas dobladas

1. Apriete con suavidad el balón pequeño y levante las rodillas al aire (fig. 5.35).
2. Baje lentamente las rodillas a un lado. No es necesario que las rodillas toquen el piso. Mantenga los hombros en el tapete (fig. 5.36). Respire con naturalidad durante todo el ejercicio.
3. Apriete los abdominales para levantar las pesadas piernas a través del centro.
4. Poco a poco baje las rodillas al otro lado.
5. Repita una cuantas veces de cada lado, respirando naturalmente y moviéndose a su propio ritmo.

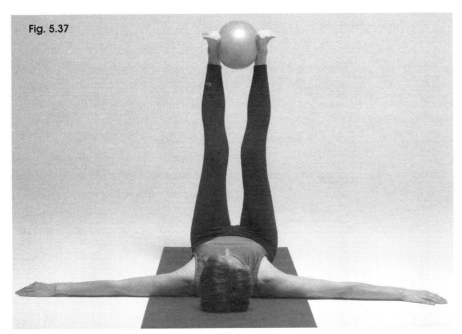

Fig. 5.37

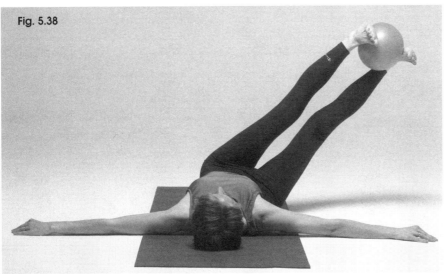

Fig. 5.38

movimiento 2: piernas estiradas

1. Estire las piernas al aire y apriete el balón pequeño (fig. 5.37).

2. Lentamente baje las piernas a un lado. Manténgalas derechas (fig. 5.38). Conserve los hombros sobre el tapete.

3. Sostenga, luego active los abdominales para levantar las piernas a través del centro.

4. Baje poco a poco las piernas hacia el otro lado.

5. Repita unas cuantas veces de cada lado, respirando con naturalidad.

Círculos de piernas, bicicleta, y tijeras al aire

Adaptado del pequeño arco de tonel, un aparato Pilates, existen maravillosos ejercicios abdominales que hasta los principiantes pueden hacer. ¿Recuerda cómo de niños acostumbrábamos levantar las caderas al aire ayudados por los codos y hacer bicicleta con las piernas? El balón pequeño lleva de vuelta este ejercicio al alcance de cualquiera, hasta a aquellos con tensión en la espalda baja o en los *hamstrings*. Al descansar con comodidad sobre la pelvis, el balón pequeño libera la presión en la espalda baja y elimina la urgencia de rodar hasta el cuello. Note que este balón descansa en la parte posterior de la pelvis y no en la curva de la espalda baja; una pequeña porción del balón puede abultarse hacia fuera desde abajo del cóccix, cuando usted está en la posición correcta. No es necesario sostener el balón en su lugar con las manos –sólo estire las puntas de los dedos dedos por debajo de tapete.

Propósito Fortalecer los abdominales. Dar tono a las piernas y glúteos.

Advertencias • No permita que las piernas den círculos ni se abran mucho más de lo que usted puede controlar. • Mantenga la conexión ombligo a espina para tener la espalda baja pegada al balón. • De vez en cuando revise el músculo transversus profundo, colocando los dedos a cinco centímetros hacia adentro de los huesos de la cadera y presionando. • Círculos de piernas desequilibrados le dicen que un lado de los abdominales profundos puede estar más débil que el otro.

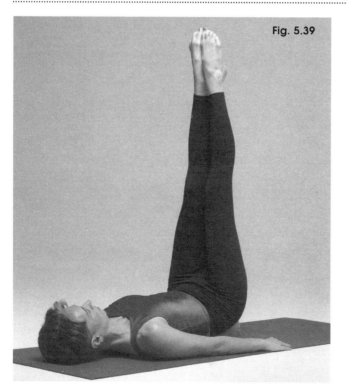

Fig. 5.39

posición inicial

Recuéstese sobre el tapete y levante las caderas levemente para meter un balón pequeño debajo de la pelvis. Lleve las rodillas dobladas hacia arriba al pecho. Permita que su peso se hunda en el balón. El cuello debe estar relajado, usted debe sentirlo sin presión.

movimiento 1: abrir y cerrar

1. Estire las piernas al aire, los dedos de los pies deben de estar alargados. Con suavidad, retraiga el ombligo hacia la espina dorsal (fig. 5.39).

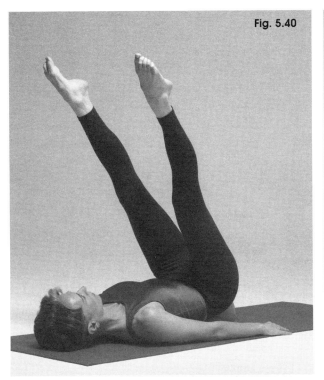

Fig. 5.40

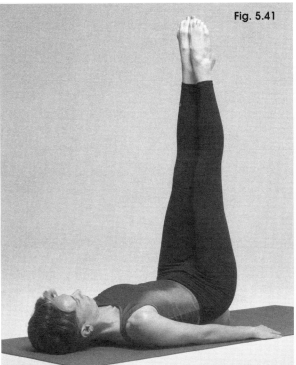

Fig. 5.41

2. Inhale para separar las piernas a lo ancho de los hombros (fig. 5.40).

3. Exhale para cerrar y apretar las piernas.

4. Repita ocho veces.

movimiento 2: círculos de pierna

1. Estire las piernas al aire, los dedos de los pies alargados. Retraiga con suavidad el ombligo hacia la espina dorsal (fig. 5.41).

2. Inhale para llevar las piernas más cerca de la cabeza, manténgalas derechas.

3. Exhale para hacer círculos con las piernas (fig. 5.42).

4. Repita cinco veces, luego cambie la dirección del círculo.

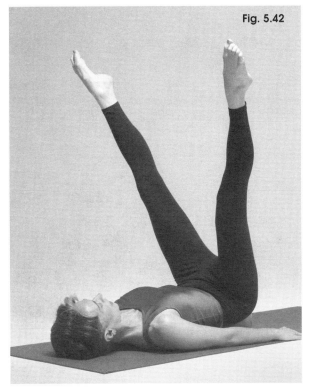

Fig. 5.42

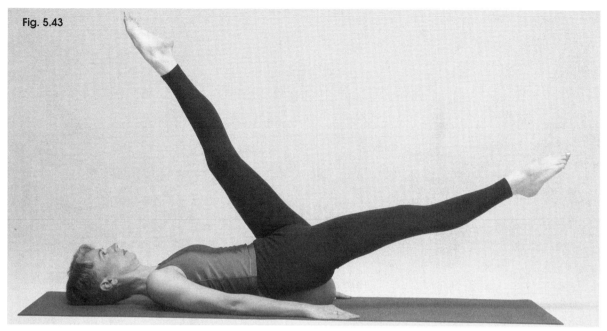

Fig. 5.43

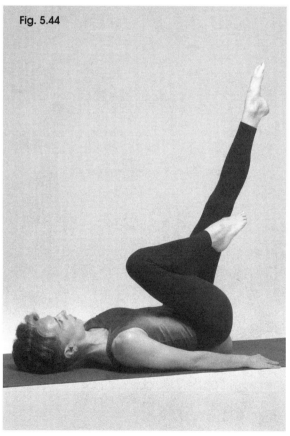

Fig. 5.44

movimiento 3: tijeras al aire

1. Estire las piernas al aire con los dedos de los pies alargados. Con suavidad retraiga el ombligo hacia la espina dorsal.

2. Inhale para preparar.

3. Exhale para llevar la pierna izquierda hacia arriba al techo, mientras que la derecha se estira hacia abajo, al tapete (fig. 5.43). Marque dos tiempos con las piernas al exhalar.

4. Inhale para cambiar de pierna.

5. Exhale para llevar la pierna derecha hacia arriba al techo, mientras estira la izquierda hacia abajo al tapete. Marque dos tiempos con las piernas al exhalar.

6. Inhale para cambiar de pierna.

7. Trabajar ambos lados corresponde a una serie. Repita seis veces.

movimiento 4: bicicleta al aire

1. Estire las piernas hacia el aire con los dedos de los pies están alargados. Suavemente suma el ombligo hacia la espina dorsal.

2. Respire normalmente, lleve una pierna hacia abajo y empiece a mover las piernas en un movimiento como bicicleta (fig. 5.44).

3. Lenta y suavemente dé vuelta a la bicicleta cinco veces en una dirección.

4. Cambie la rotación de la rueda y dé cinco vueltas. Respire naturalmente.

5. Salga del ejercicio doblando las rodillas, ruede a un lado y retire el balón pequeño de la pelvis.

Sobre los codos

¡Hablando sobre descubrir los músculos olvidados o dormidos! En este ejercicio las piernas se mueven lenta y suavemente, y se sostienen por el centro. Por lo general, este ejercicio se realiza sobre el tapete, pero la inestabilidad de un balón pequeño obliga a la capa interna a hacer su trabajo. Sin embargo, si sus hombros no son lo suficientemente fuertes, este ejercicio puede tensar el cuello. Para el movimiento 3 utilice un balón de 45 centímetros o uno un poco desinflado, de 55 centímetros y trate de no hundirse entre los hombros en cualquiera de los movimientos. Mantenga las rodillas dobladas y si le es muy difícil extender las piernas, sólo haga equilibrio.

Propósito Mantener un centro estable y fuerte mientras agrega movimientos precisos y suaves de piernas.

Advertencias • Durante todo el ejercicio mantenga los abdominales profundos contraídos. • No se hunda entre los hombros. Permita que los codos y las manos sean un fuerte punto de apoyo sobre el piso.

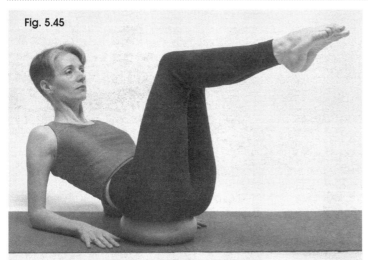

Fig. 5.45

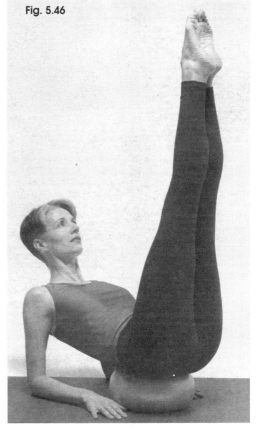

Fig. 5.46

posición inicial

Recuéstese de espalda sobre un balón pequeño, poniendo la pelvis sobre el balón. Descanse los codos y los pies sobre el tapete. Trate de no hundir los hombros.

movimiento 1: doblar y estirar las piernas

1. Inhale para preparar. Exhale para meter el abdomen bajo y levantar los dedos de los pies del tapete (fig. 5.45).

2. Inhale y permanezca.

3. Exhale para estirar las dos piernas al aire (fig. 5.46).

4. Inhale para doblar las piernas.

5. Repita de seis a ocho veces, manteniendo la contracción del transversus profundo.

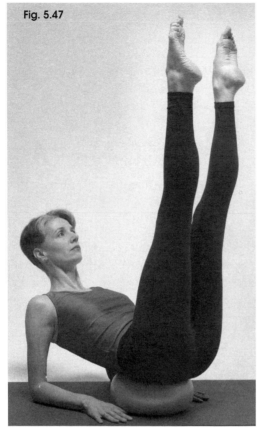

Fig. 5.47

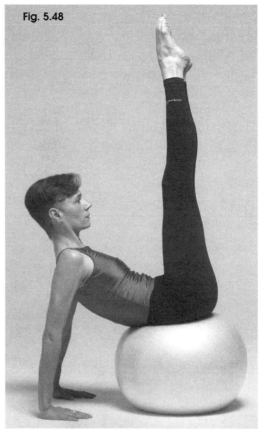

Fig. 5.48

movimiento 2: abrir y cerrar las piernas

1. Inhale para preparar. Exhale para meter el abdomen bajo y levante los dedos de los pies del tapete.

2. Inhale para separar las piernas al ancho de los hombros (fig. 5.47).

3. Exhale para juntar y apretar las piernas.

4. Repita de seis a ocho veces manteniendo la contracción del transversus profundo.

movimiento 3: sobre las manos

1. Siéntese en un balón de 45 cm, o en uno un poco desinflado, de 55 cm. Dé unos pasos para alejarse del balón y ruede a través de la

espalda hasta que pueda colocar las manos sobre el tapete por debajo de los hombros, con la punta de los dedos dando hacia el frente, a los lados o a atrás. La espalda baja está sobre el balón y su peso en las manos. Los hombros están abajo.

2. Asegure la conexión ombligo a espina, al llevar una pierna y luego la otra a la posición de mesa. Permanezca aquí. Inhale.

3. Exhale para estirar ambas piernas al aire (fig. 5.48).

4. Inhale para doblar. Exhale para extender.

5. Repita seis veces.

Apretar muslos y tobillos y cisne sostenido

Para este ejercicio rodamos sobre el estómago para estirar la parte frontal del cuerpo. El apretar el balón pequeño entre los muslos y tobillos trabaja diferentes músculos de las piernas y glúteos. En los movimientos 1 y 2, trate de mantener los glúteos relajados mientras se concentra en aislar sólo los músculos de los muslos internos y del piso pélvico. En los movimientos 3 y 4 los glúteos sí trabajarán. En el cisne sostenido no piense en arquear hacia arriba; en lugar de eso, concéntrese en alargar la espina dorsal. Lleve el ombligo hacia la columna vertebral y use los músculos profundos estabilizadores para mantener la pelvis nivelada. Piense en mandar el cóccix fuera de las caderas.

Propósito Dar tono a los abdominales, los músculos espinales, los muslos internos y la parte posterior de las piernas.

Advertencias • Mantenga la largueza en la nuca y la espina dorsal. • Relaje los omóplatos hacia abajo por la espalda. • En el cisne sostenido conserve los codos flexibles y no demasiado extendidos. Cerciórese de que la conexión ombligo a espina esté asegurada para proteger la espalda baja.

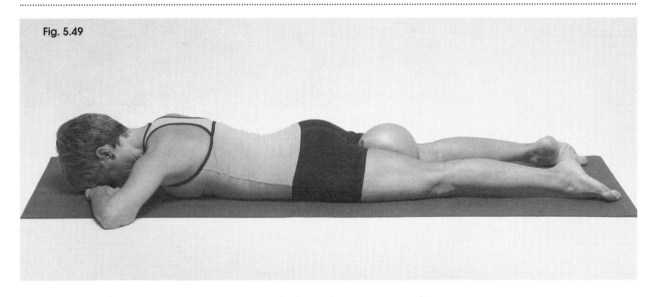

Fig. 5.49

posición inicial

Recuéstese sobre el estómago. Coloque las manos una encima de la otra, descanse la frente sobre ellas. Las piernas están extendidas sobre el tapete y un poco dobladas hacia fuera, separadas al ancho de las caderas. Los dedos de los pies están alargados.

movimiento 1: apretar muslos

1. Coloque el balón pequeño entre los muslos. Inhale para preparar.
2. Exhale para meter el ombligo, tense el piso pélvico y con suavidad apriete el balón entre los muslos (fig. 5.49).
3. Inhale para relajar y exhale para apretar.
4. Repita ocho veces.

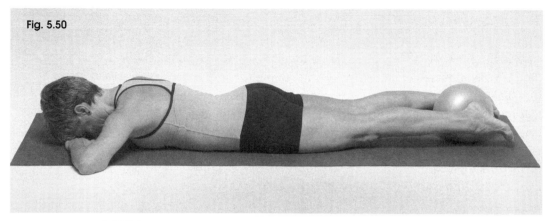

Fig. 5.50

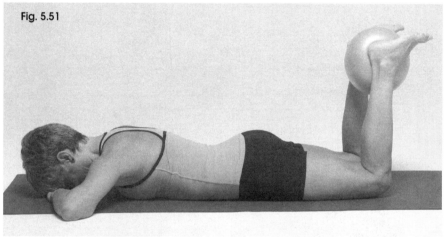

Fig. 5.51

movimiento 2: apretar el balón con los tobillos

1. Coloque el balón pequeño entre los tobillos.

2. Exhale para meter el ombligo, tense el piso pélvico y suavemente apriete el balón (fig. 5.50).

3. Inhale para relajar y exhale para apretar.

4. Repita ocho veces.

movimiento 3: levantar el balón y apretar

1. Ponga el balón entre los tobillos. Inhale mientras alarga las piernas lejos de usted.

2. Exhale para asegurar la conexión ombligo a espina y tensar el piso pélvico, mientras aprieta y levanta el balón cinco centímetros.

3. Inhale para relajar y bajar el balón al tapete. Exhale para apretar y levantar el balón.

4. Repita ocho veces.

movimiento 4: doblar las rodillas y apretar

1. Coloque el balón pequeño entre los tobillos. Inhale.

2. Exhale para levantar el ombligo y alargar las piernas lejos de usted, doblando las rodillas.

3. Manteniendo las piernas dobladas, inhale para liberar y exhale para tensar el piso pélvico y apretar el balón (fig. 5.51).

4. Repita ocho veces.

movimiento 5: cisne sostenido

1. Cambie el balón hacia el esternón. Las manos están ligeramente en frente de los hombros: los codos están sobre el tapete y paralelos al cuerpo. Mantenga la cabeza alineada con la espina dorsal pero un poco caída. La mirada está sobre el tapete (fig. 5.52).

2. Inhale para deslizar los hombros hacia abajo.

3. Exhale para levantar el ombligo hacia adentro y extender la espina dorsal. Estire ligeramente los brazos, pero deje los codos flexibles mientras alarga la columna vertebral (fig. 5.53).

4. Inhale para permanecer en lo alto. La mirada está fija hacia el frente.

5. Exhale para regresar a la posición inicial.

6. Repita cinco veces.

movimiento 6: el gato

1. Levántese sobre las manos y rodillas. Su peso debería estar distribuido equitativamente en todas las extremidades, las manos debajo de los hombros y de igual forma las rodillas debajo de las caderas. Empiece en la posición espalda plana.

2. Inhale para preparar.

3. Exhale para meter el ombligo y redondear la espalda. Deje caer la cabeza (fig. 5.54).

4. Inhale para regresar a la posición espalda plana.

5. Repita cinco veces.

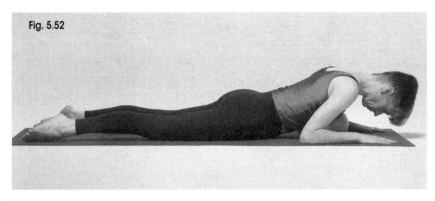

Fig. 5.52

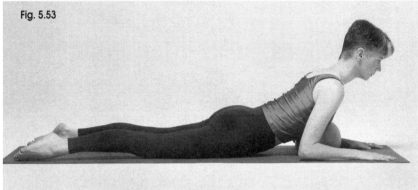

Fig. 5.53

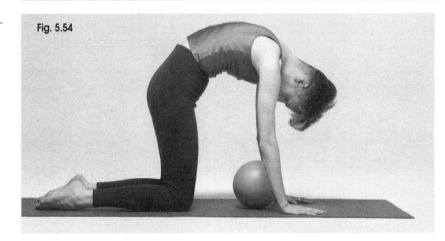

Fig. 5.54

Doblar y estirar

En este ejercicio los abdominales trabajan duro, igual que los muslos interiores y exteriores. En la exhalación, hunda los abdominales mientras extiende las piernas. Entre más lejos las extienda, más trabajarán los abdominales. Conserve la contracción profunda para mantener la pelvis derecha e impida que la espalda baja se arqueé. Si siente dolor en la espalda baja, deje las piernas en alto y utilice el balón pequeño.

Propósito Dar tono a los abdominales, piernas, los músculos aductores de la cadera y los muslos internos.

Advertencias • Trate de no dejar que el cuerpo se hunda entre los hombros. Mantenga los abdominales estables.

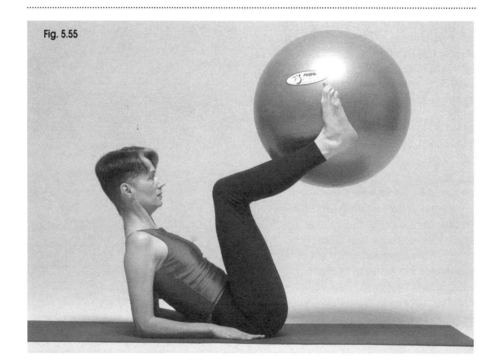

Fig. 5.55

posición inicial

Descanse sobre el sacro, con las rodillas dobladas. Recoja el balón entre los tobillos y apriete. Doble las rodillas hacia adentro. Haga un fuerte apoyo con los codos y no deje que el cuello se hunda entre los hombros (fig. 5.55).

movimiento 1: doblar y estirar.

1. Inhale para preparar.

2. Exhale mientras extiende las piernas a 45 grados del piso o más alto (fig. 5.56).

3. Inhale para llevar el balón hacia usted.

4. Exhale para extender las piernas.

5. Realice este ejercicio de seis a ocho veces.

movimiento 2: con giro de balón

1. Extienda las piernas a 45 grados del piso o más alto.

2. Mantenga las piernas estiradas, dé vueltas de un lado al otro y respire normalmente (fig. 5.57).

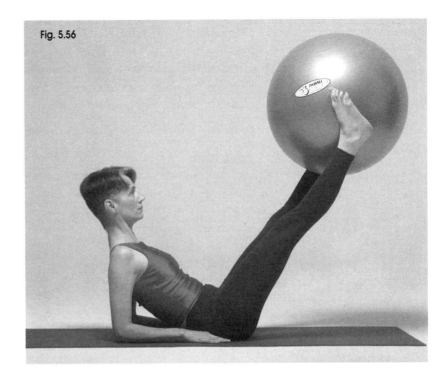

Fig. 5.56

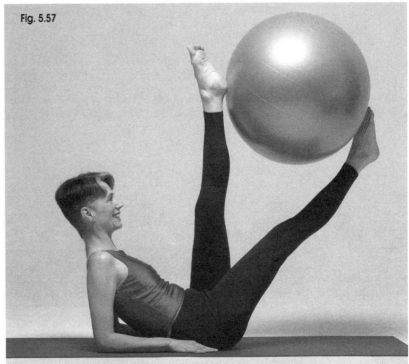

Fig. 5.57

Ejercicios abdominales hacia atrás

Este es un ejercicio muy efectivo que se dirige hacia los abdominales bajos. Usted estará estrechando un balón grande con la parte de atrás de las piernas y luego las levantará hacia el pecho. Al mismo tiempo que separa ligeramente las caderas fuera del tapete, mantenga la espalda baja presionada hacia abajo.

Propósito Fortalecer los abdominales bajos y los *hamstrings*.

Advertencias • Conserve la espalda baja presionada en el suelo, mientras lleva las rodillas hacia arriba y atrás. • Trate de mantener relajados los hombros, cuello y quijada.

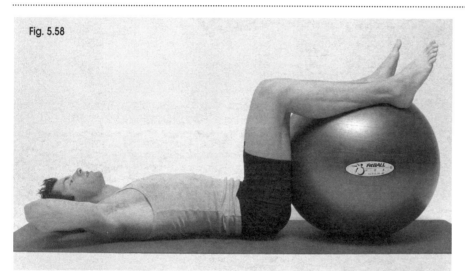

Fig. 5.58

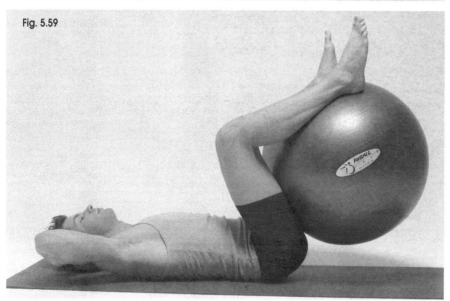

Fig. 5.59

posición inicial

Recuéstese sobre la espalda, doble las rodillas y apriete un balón grande con la parte posterior de los muslos y tobillos. Coloque las manos detrás de la cabeza o estírelas hacia abajo a los lados del cuerpo (fig. 5.58).

movimiento 1: ejercicios abdominales hacia atrás

1. Inhale para preparar.
2. Exhale para llevar las rodillas hacia el pecho, lentamente levante las caderas del suelo (fig. 5.59).
3. Inhale y permanezca.
4. Exhale para liberar la espalda sobre el tapete.
5. Repita ocho veces.

Elevación de cadera

Usted sentirá este ejercicio en la parte posterior de las piernas, *hamstring* y glúteos, así como en los músculos centrales profundos. No arqueé la espalda y verifique que la conexión ombligo a espina esté asegurada. Empiece en pequeño y sienta como los músculos centrales profundos, incluyendo el piso pélvico, trabajan juntos para mantener derechas a la espina dorsal y a la pelvis. Para un desafío verdadero para el centro, intente este ejercicio con los pies sobre un balón pequeño. Cuando baje el torso al tapete, hágalo de forma controlada, una vértebra a la vez.

Propósito Desafiar el centro abdominal y el equilibrio, y trabajar la parte posterior de las piernas, los *hamstrings* y los glúteos.

Advertencias • Mantenga las rodillas juntas en la elevación de cadera. • No empuje las caderas demasiado arriba. • Tenga la parte posterior del cuello, la quijada y los hombros relajados. • Haga la misma presión en ambos pies.

posición inicial

Recuéstese de espaldas, con las rodillas dobladas y las planta de los pies sobre un balón grande.

movimiento 1: elevación de caderas sobre un balón grande

1. Inhale para presionar los pies en el balón.
2. Exhale para curvear el cóccix y haga una secuencia hacia arriba, vértebra por vértebra hasta que las rodillas, caderas y hombros estén en línea recta (fig. 5.60).
3. Inhale para permanecer en lo alto del movimiento por unas cuantas respiraciones. Sostenga estable.
4. Exhale para hacer una lenta secuencia hacia atrás, al tapete.
5. Repita cinco veces.

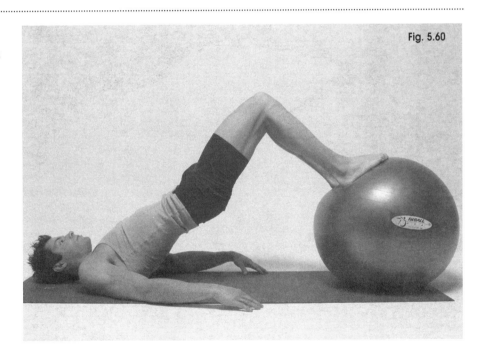

Fig. 5.60

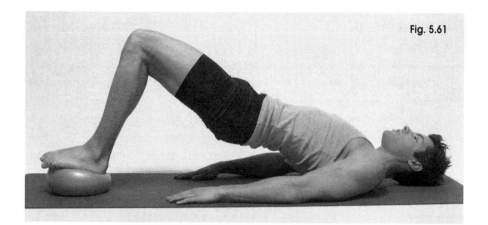

Fig. 5.61

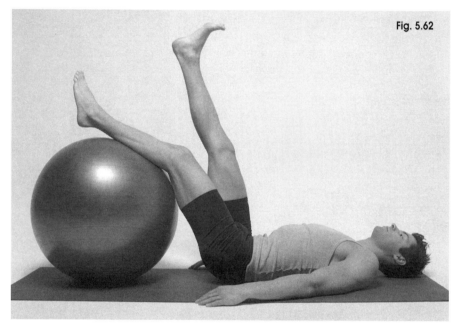

Fig. 5.62

movimiento 2: sobre un balón pequeño

1. Inhale para presionar los pies en un balón pequeño.

2. Exhale para curvear el cóccix y haga una secuencia hacia arriba una vértebra a la vez, hasta que las rodillas, caderas y hombros estén en una línea recta (fig. 5.61).

3. Inhale para permanecer en lo alto del movimiento por unas cuantas respiraciones. Sostenga estable.

4. Exhale para hacer una lenta secuencia hacia atrás, al tapete.

5. Repita cinco veces.

movimiento 3: estiramiento de hamstrings

1. Coloque ambas pantorrillas en el balón grande.

2. Levante una pierna del balón, manteniéndola tan derecha como le sea posible. La parte posterior de la rodilla puede estar relajada. Trate de mantener el cóccix sobre el tapete (fig. 5.62).

3. Sostenga por 20 segundos, respirando normalmente.

4. Baje la pierna al balón y cambie de lado.

Extensiones de espalda, de rodillas

Este ejercicio fortalece el centro y toda la espalda. Recuerde meter el ombligo antes de levantar. Trabaje lenta y uniformemente, a una altura que sea buena para su cuerpo.

Propósito Fortalecer la espalda y los músculos abdominales.

Advertencias • Evite arquear la espalda. • Mantenga la cabeza en línea con su cuerpo; conserve la parte superior de los brazos y los codos abiertos. • Tenga los hombros abajo cuando las manos estén colocadas sobre la frente.

posición inicial

Arrodíllese frente al balón y coloque el estómago y la caja torácica sobre él. La parte superior de la espalda está paralela con relación al piso. Las manos están colocadas sobre la frente y los codos abiertos (fig. 5.63).

movimiento 1: de rodillas

1. Inhale para empujar en ombligo hacia adentro y levantar la parte superior de la espalda (fig. 5.64).
2. Exhale para bajar el cuerpo.
3. Repita ocho veces.

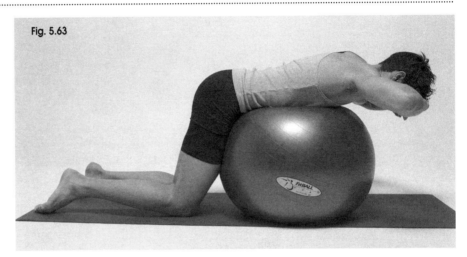

Fig. 5.63

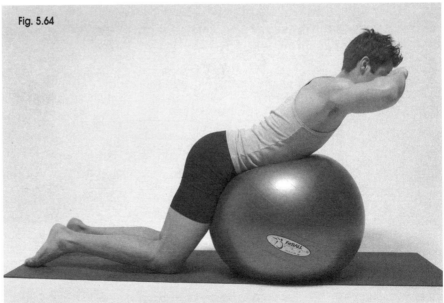

Fig. 5.64

Elevaciones laterales

Su cuerpo debe estar "tan tieso como una tabla", cuando se levante en este ejercicio. Mantenga las manos sobre la frente o al lado de la cabeza con los codos extendidos. Este ejercicio también se puede hacer en una rodilla, con la pierna de encima estirada hacia un lado.

Propósito Fortalecer el centro, el quadratus lumbarum y los oblicuos.

Advertencias • Mantenga conectados los abdominales. • Evite arquear la espalda y no permita que la cintura se pandeé hacia el balón. • Permanezca sin tensión por el cuello, los hombros y la quijada. • Conserve la cabeza alineada con la espina dorsal.

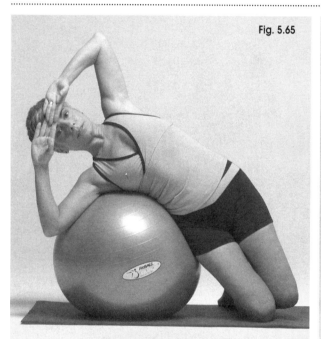

Fig. 5.65

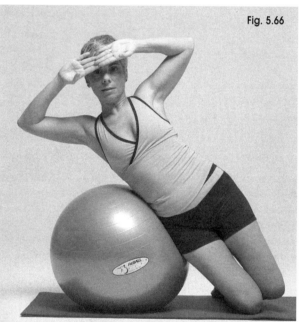

Fig. 5.66

posición inicial

Arrodíllese junto al balón. Ponga su costado en el balón. Las manos están sobre la frente.

movimiento: elevaciones laterales

1. Presione el costado del cuerpo contra el balón (fig. 5.65).
2. Exhale para levantar el cuerpo, manteniéndolo muy derecho (fig. 5.66).
3. Inhale para regresar.
4. Haga ocho repeticiones, luego repita del otro lado.

Ejercicios abdominales laterales

Al realizar este ejercicio puede ser que sienta dolor al día siguiente. Use una pared para estabilizar los pies. Empiece con los brazos cruzados sobre el pecho y luego lleve las manos a la frente. Asegúrese de alargar por completo la espalda hacia el balón, para que los músculos laterales se puedan estirar.

Propósito Fortalecer el centro, quadratus lumborum y los oblicuos.

Advertencias • Mantenga el cuerpo alineado, las caderas en ángulo recto.
• Relaje los hombros, cuello y quijada durante todo el ejercicio.

posición inicial

Coloque el balón a un metro de la pared. Cruce las piernas para que el pie de abajo quede enfrente del de arriba. Ancle los pies contra la pared. Coloque las caderas al lado del balón.

movimiento 1: manos cruzadas en el pecho

1. Inhale para alargar el cuerpo hacia los lados sobre el balón (fig. 5.67).
2. Exhale para meter el ombligo y curvearse a los lados hasta que las caderas, rodillas y hombros estén en línea. (fig. 5.68).
3. Inhale para regresar el cuerpo al balón.
4. Exhale para curvear a los lados.
5. Repita ocho veces, luego mueva el balón al otro lado.

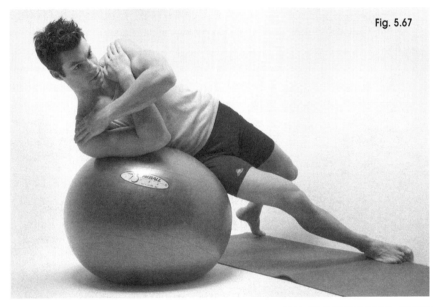

Fig. 5.67

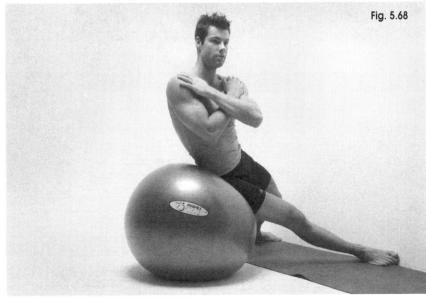

Fig. 5.68

Tablas

Caminar las manos afuera, en una fuerte posición de tabla con el balón en las espinillas o tobillos, es muy desafiante para el centro y todo el cuerpo. No camine demasiado lejos, si no puede mantener la conexión abdominal profunda: empiece con el balón en los muslos. Los abdominales profundos deben estar involucrados para proteger la espalda baja y evitar que el cuerpo se pandeé en medio. Los glúteos también estarán trabajando: si voltea las piernas ligeramente fuera de las cavidades de la cadera, podrá conectar y tensar los glúteos. Levantar una pierna del balón o llevarla al lado, es un verdadero desafío de equilibrio. Sin embargo, la parte más difícil de este ejercicio, puede ser caminar el cuerpo hacia atrás al balón, después de que haya sostenido la tabla por unos cuantos segundos.

Propósito Trabajar el centro interno y todo el cuerpo, y practicar el equilibrio.

Advertencias • Mantenga una buena estabilidad en el borde de los hombros. • Conserve los omóplatos abiertos y abajo, no los levante hacia las orejas. • Los codos está un poco flexibles, no cerrados ni muy extendidos. • No permita que la cabeza caiga: sosténgala alineada con la espina dorsal. • Cuando levante las piernas fuera del balón conserve pequeño el movimiento.

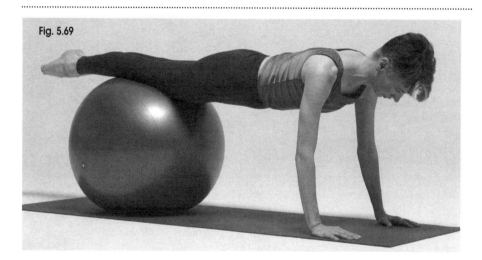

Fig. 5.69

posición inicial

Arrodíllese enfrente del balón. Coloque la palma de las manos hacia abajo sobre el piso.

movimiento 1: ambos pies sobre el balón

1. Camine hacia fuera hasta que el balón esté en los muslos, las espinillas o los tobillos, manteniendo las manos separadas sólo un poco más del ancho de los hombros. Las puntas de los dedos deben estar paralelas al cuerpo, los codos en un ángulo levemente hacia atrás. No permita que la línea media caiga. Conserve las piernas muy derechas y los glúteos trabajando (fig. 5.69).
2. Permanezca en esta posición por unos cuantos segundos y respire normalmente.
3. Camine con las manos, de regreso al balón.

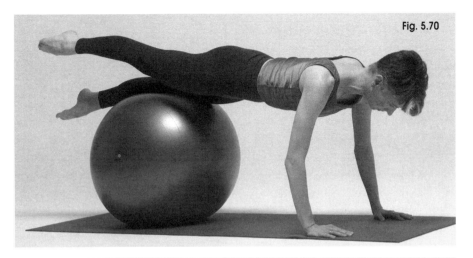

Fig. 5.70

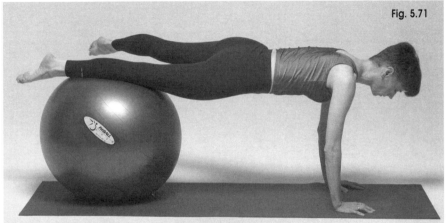

Fig. 5.71

¿qué está pasando con mis omóplatos?

En ejercicios como la tabla y los abdominales, donde tomamos el peso en los brazos, necesitamos concentrarnos de forma muy especial en estabilizar los omóplatos. Si no hacemos esto, los músculos que rodean el cuello y la parte superior de los hombros trabajarán de más. Cuando tomamos la fuerza en los brazos, los omóplatos necesitan estar tensos pegados a la caja torácica. Trate de impedir que sobresalgan. El músculo trapecio de la espalda, otros escapulares estabilizadores (se encuentran entre los omóplatos) y el serratus anterior (un músculo que cubre el lado de la caja torácica, por debajo de las axilas) trabajan juntos para asegurar el escapular. Esté conciente de sus hombros en todo momento y no sólo en los ejercicios en los que interviene el peso.

movimiento 2: levantar un pie

1. Camine hacia fuera hasta que el balón quede sobre los muslos, espinillas o tobillos, conserve las manos separadas sólo un poco más del ancho de los hombros. Las puntas de los dedos deben estar paralelas al cuerpo, los codos en un ángulo levemente hacía atrás. No permita que la línea media caiga. Conserve las piernas muy derechas y los glúteos trabajando.
2. Respire normalmente mientras levanta una pierna unos cuantos centímetros. Consérvela muy derecha (fig. 5.70).
3. Coloque la pierna otra vez sobre el balón. Céntrese. Luego levante la otra pierna fuera del balón y permanezca. Póngala otra vez sobre el balón.
4. Regrese caminando con las manos hacia atrás, al balón.

movimiento 3: levante el pie al lado

1. Camine hacia fuera hasta que el balón esté sobre los muslos, espinillas o tobillos, manteniendo las manos separadas sólo un poco más del ancho de los hombros. Las puntas de los dedos deben estar paralelas al cuerpo, los codos en un ángulo un poco hacia atrás. No permita que la línea media caiga. Mantenga las piernas muy derechas y haga que los glúteos trabajen.
2. Respire con naturalidad al levantar una pierna, llévela al lado y sosténgala muy derecha (fig. 5.71).
3. Coloque la pierna otra vez sobre el balón. Céntrese. Levante un poco la otra pierna hacia el lado y sostenga. Póngala de vuelta sobre el balón.
4. Regrese caminando las manos hacia atrás, al balón.

Concha de lado con patada

Es posible que prefiera no hacer el mismo día la tabla, la concha de lado con patada y el arabesco, porque son muy agotadores para la parte superior del cuerpo y las muñecas. Es muy importante que para la concha de lado con patada que el balón esté en el lugar correcto. No puede estar en la pelvis ni en las espinillas; debe estar en la parte baja de los muslos, inmediatamente enfrente de las rodillas. Posner-Mayer llama a este ejercicio el "Esquiador postrado boca abajo" porque imita el movimiento de las caderas, rodillas y hombros en una pista de esquí. Ella nota que en este ejercicio el cansancio se concentra en los abdominales y en el borde de los hombros, ya que aquellas áreas "que mantienen el equilibrio mientras se integra el impulso". Yo llevo a este ejercicio un paso más adelante, agregando una patada de lado.

Propósito Fortalecer el centro interno, los oblicuos abdominales y la parte superior del cuerpo.

Advertencias • Mantenga la parte superior del torso en ángulo recto con relación al suelo. • No hunda el diafragma cuando regrese a la posición de tabla. • Use los abdominales para levantar las caderas y voltearlas al lado.

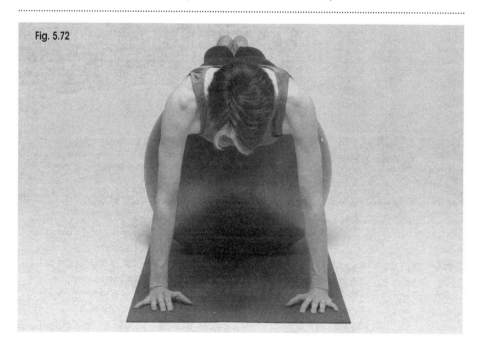

Fig. 5.72

posición inicial

Arrodíllese enfrente del balón. Gateé sobre el balón y camine para que las manos estén directamente debajo de los hombros y el balón quede enfrente de las rodillas sobre los muslos. Apriete los muslos juntos y mantenga los lados de las rodillas tocándose (fig. 5.72).

movimiento 1: sin patada

1. Inhale para alargarse a través de la espina dorsal en la posición de tabla.

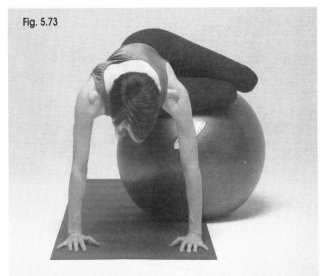

Fig. 5.73

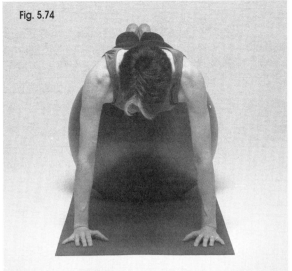

Fig. 5.74

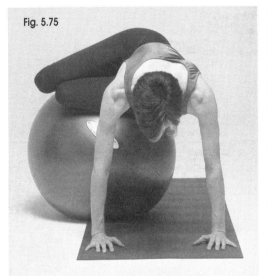

Fig. 5.75

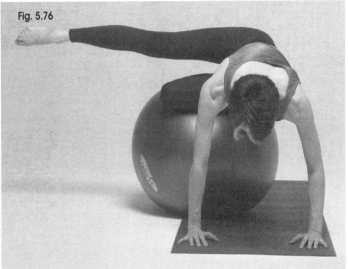

Fig. 5.76

2. Exhale para hundir el ombligo y doblar las rodillas y caderas, volteando a un lado para que el balón llegue al lado de la cadera (fig. 5.73). Deje las manos firmemente plantadas donde están, sobre el tapete.
3. Inhale para permanecer en la concha de lado.
4. Exhale mientras lleva el cuerpo derecho otra vez a la posición de tabla (fig. 5.74). Asegúrese de mantener el balón controlado mientras hace esto. Este rodará otra vez a su lugar.

5. Repita de tres a cuatro veces, alternando lados.

movimiento 2: con patada

1. Inhale para alargar a través de la espina dorsal a la posición de tabla.
2. Exhale para hundir el ombligo y doblar las rodillas y caderas, volteando a un lado para que el balón se mueva al lado de la cadera (fig. 5.75). Deje las manos firmemente plantadas donde están, sobre el tapete.

3. Inhale para extender una pierna directamente hacia el lado (fig. 5.76).
4. Exhale para llevar la rodilla de esa pierna, de regreso para encontrar la otra, controlando el balón mientras lleva el cuerpo derecho de vuelta a la posición de tabla. El balón rodará a su lugar.
5. Repita del otro lado.
6. Realice de tres a cuatro repeticiones del ejercicio, alternando lados.

Arabesco

Nos acercamos a este difícil ejercicio de equilibrio, al practicar primero la posición de cigüeña, en la cual únicamente levanta una rodilla a cinco centímetros del balón. Practíquelo unas cuantas veces antes de levantar derecha la pierna al aire. No llegue al arabesco lateral desde la posición de tabla, sino del lado del balón. Ruede el tronco al lado, hasta que el balón esté debajo de un costado de la caja torácica y las manos estén sobre el tapete. Mientras se levantan las piernas al aire, la parte superior del cuerpo se inclina levemente hacia delante.

Propósito Fortalecer el centro interno y practicar el equilibrio y la coordinación.

Advertencias • No hunda el diafragma cuando regrese a la posición de tabla. • Mantenga los omóplatos relajados hacia abajo. • Cuando levante la pierna en los movimientos 1 y 2 mantenga las caderas en ángulo recto. En el movimiento 3 trabaje despacio y con cuidado mientras rueda a la posición.

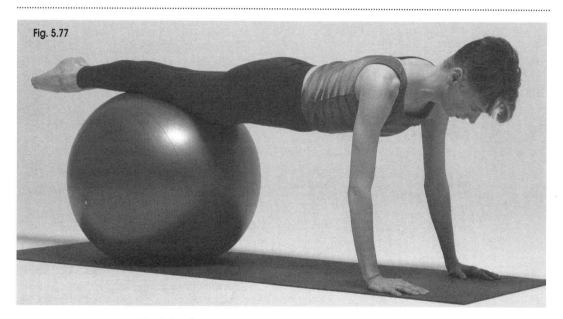

Fig. 5.77

posición inicial

Arrodíllese enfrente del balón. Gateé sobre el balón y camine para que las manos estén directamente debajo de los hombros y el balón enfrente de las rodillas. Apriete los muslos juntos y mantenga en contacto los lados de las rodillas.

movimiento 1: la cigüeña

1. Inhale para alargarse a través de la espina dorsal en la posición de tabla (fig. 5.77).

2. Exhale para doblar las rodillas y las caderas, y permita que el balón ruede bajo usted, dejando las manos firmemente plantadas donde están, sobre el tapete. Esta es la posición concha sobre el balón (fig. 5.78).

3. Inhale para levantar el cóccix y ruede el balón hacia fuera unos cinco centímetros.

4. Exhale para doblar la rodilla derecha y levante un poco la pierna derecha; lleve el talón derecho hacia los glúteos (fig. 5.79).

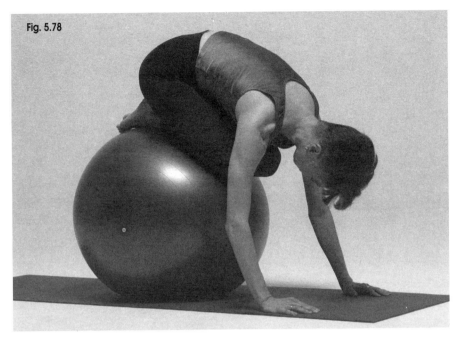

Fig. 5.78

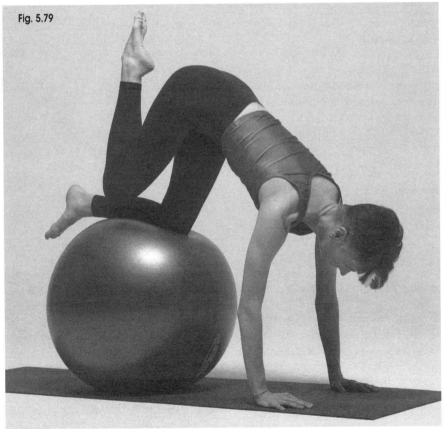

Fig. 5.79

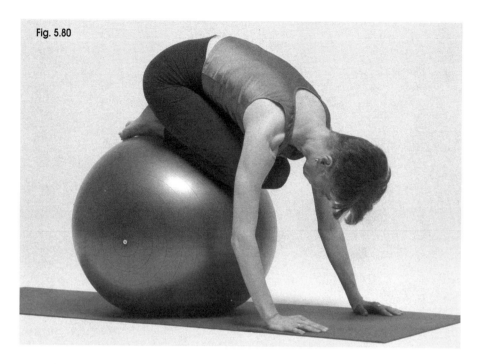

Fig. 5.80

5. Aquí equilibre por un momento, respire normalmente.

6. La rodilla derecha se une a la izquierda en el balón. Regrese a la concha sobre el balón y respire una cuantas veces descansando (fig. 5.80).

7. Repita del otro lado, luego ruede el balón fuera a la posición de tabla. Camine con las manos hacia el balón y regrese al tapete.

movimiento 2: el arabesco

1. Empiece igual que en la cigüeña, al llevar el cuerpo a la posición de concha sobre el balón (fig. 5.80).

2. Inhale para levantar el cóccix y ruede el balón hacia fuera unos cinco centímetros.

3. Exhale para doblar las rodillas y luego levante la pierna derecha y extiéndala al aire. La pierna debe estar derecha, los dedos de los pies alargados (fig. 5.81).

4. Aquí equilibre por un momento, respire normalmente.

5. Ya en el balón, la rodilla derecha se encuentra con la izquierda. Regrese a la concha sobre el balón y haga varias respiraciones para descansar (fig. 5.82).

6. Repita del otro lado, luego ruede el balón a la posición de tabla. Camine con las manos hacia atrás al balón y regrese al tapete.

movimiento 3: arabesco lateral

1. Coloque el lado de su cadera derecha sobre el centro más alto del balón. El brazo izquierdo descansa sobre el muslo izquierdo (fig. 5.83).

2. Inhale para rodar el tronco de lado a través del balón, hasta que la mano derecha quede sobre el tapete, ligeramente detrás del hombro.

3. Exhale para colocar la mano izquierda sobre el tapete y levante las piernas al aire. El pie derecho se une a la rodilla izquierda, mientras la parte superior del cuerpo se lanza levemente hacia delante y los codos se doblan. La cabeza voltea en dirección de las piernas (fig. 5.84).

4. Inhale para permanecer. Exhale para rodar de regreso a la dirección opuesta, para empezar la posición.

5. Repita tres veces y cambie de lado.

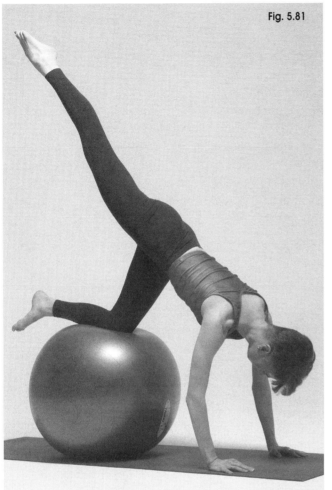

Fig. 5.81

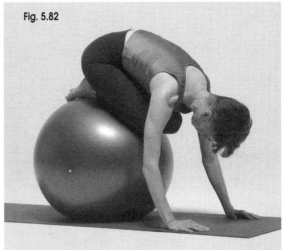

Fig. 5.82

Fig. 5.84

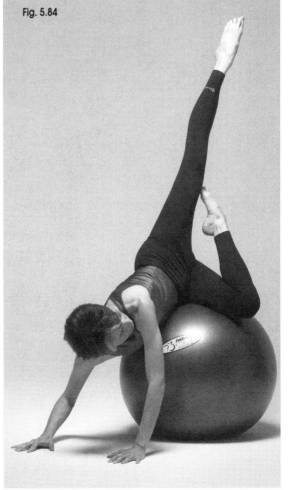

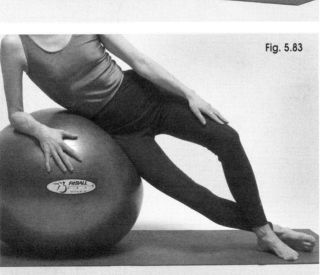

Fig. 5.83

Equilibrio de mesa

Justo algo tan simple como levantar un dedo del pie fuera del suelo, sin dejar que ruede el balón, muestra que el estómago trabaja duro —algunas veces hasta tiembla. Meta el ombligo, estreche la cintura y use los músculos centrales profundos para mantenerse derecho. Empiece sosteniéndose en el piso, con la punta de los dedos para ayudarse con el equilibrio. Con el tiempo junte más los pies para que el desafío sea mayor. Joanne Posner-Mayer propone escribir el alfabeto con un pie levantado, en ejercicios como el equilibrio de mesa o tablas. "Escribir el alfabeto agrega ocasionales perturbaciones para desafiar el equilibrio y el recibir informes sobre la ubicación del cuerpo en el espacio, mientras se agrega impulso e inercia". Sugiere incrementar la velocidad y el tamaño de las letras para un reto mayor.

Propósito Dar tono a los abdominales y otros estabilizadores espinales. Trabajar los glúteos y la parte posterior de las piernas. No deje que su parte media caiga.

Advertencias • Mantenga arriba las caderas y derechas como una tabla. • Sostener la pelvis levantada y estable es más importante que lo alto que levante la pierna.

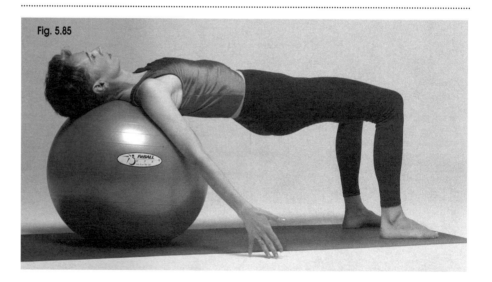

Fig. 5.85

posición inicial

Siéntese sobre el balón, luego recuéstese hacia atrás y camine hacia fuera hasta que la cabeza y el cuello estén soportados totalmente por el balón. Usted puede tocar el piso, para ayudarse con el equilibrio.

movimiento: equilibrio de mesa

1. Inhale para preparar en la posición de mesa. Las manos deben estar atrás de la cabeza o tocando relajadamente el suelo (fig. 5.85).

Fig. 5.86

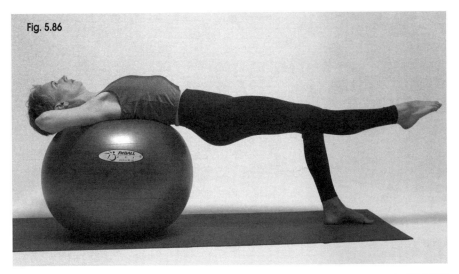

Fig. 5.87

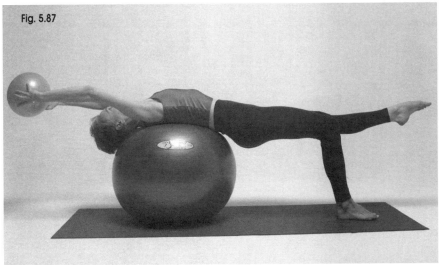

2. Exhale para levantar un pie y estirar la rodilla (fig. 5.86).

3. Permanezca en posición recta por un par de respiraciones.

4. Exhale para regresar el pie al tapete.

5. Inhale para preparar.

6. Exhale para levantar el otro pie y estirar la rodilla.

7. Permanezca en posición recta por un par de respiraciones.

8. Exhale para regresar. Repita cinco veces con cada pierna.

9. Para un desafío extra, escriba el alfabeto con el pie cuando sienta que es el momento. O lleve un balón pequeño sobre la cabeza y sostenga por un par de respiraciones (fig. 5.87). Respire normalmente.

Abridores del cuerpo

Pasamos mucho tiempo curveando nuestros cuerpos hacia delante. Trabajar con el balón abre el pecho y los pulmones, estira la espina dorsal y los abdominales, y promueve la relación. Ejercitarse con el balón pequeño le da elasticidad en la espalda superior, no sólo a la flexible espalda baja. Tómese su tiempo en los abridores del cuerpo; sienta la longitud desde los dedos de los pies hasta la coronilla. Para salir de estos estiramientos, coloque las manos atrás de la cabeza y levántela primero. Luego ruede en un balón hacia un lado, jalando las rodillas al pecho.

Propósito Estirar la espina dorsal, los abdominales y la nuca.

Advertencias. • Cuide que el cuello esté seguro. Utilice una almohada bajo la cabeza si es necesario. • Si tiene el cabello largo, asegúrese de que no se atore debajo del balón.

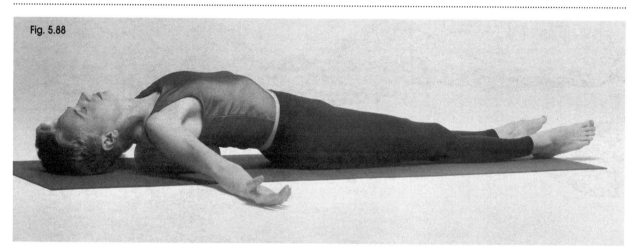

Fig. 5.88

posición inicial

Recuéstese sobre la espalda. Ruede a un lado y ponga un balón pequeño entre los omóplatos o en la parte inferior de estos y ruede por encima del balón.

movimiento 1: abridores de la parte superior del pecho

1. Estreche las manos detrás de la cabeza y lentamente bájela, arqueando la espalda sobre el balón. Si lo desea, libere las manos una vez que la cabeza esté apoyada seguramente en el tapete. Mantenga las rodillas dobladas o estiradas, las piernas bajas sobre el tapete (fig. 5.88).

2. Despacio, haga círculos con los brazos o simplemente descanse aquí, tomando unas cuantas respiraciones.

movimiento 2: abridores de la parte superior del pecho, con giros

1. Conserve las rodillas dobladas. Estreche las manos detrás de la cabeza y manténgala en una posición confortable (fig. 5.89). Inhale.

2. Exhale y deje caer las rodillas al lado derecho, mientras rueda el cuerpo a la izquierda. Los pies se quedan sobre el tapete. Mantenga la cabeza apoyada en las manos (fig. 5.90).

3. Respire y aspire, y repita el movimiento de giro al otro lado (fig. 5.91).

4. Para salir de estos estiramientos, coloque las manos detrás de la cabeza y levántela. Luego ruede a una posición de balón sobre su lado.

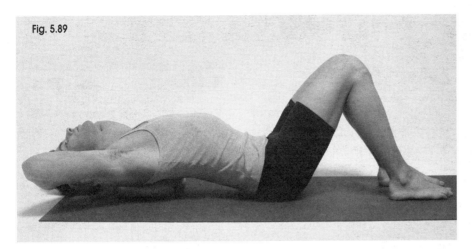

Fig. 5.89

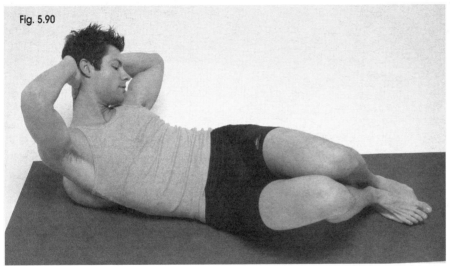

Fig. 5.90

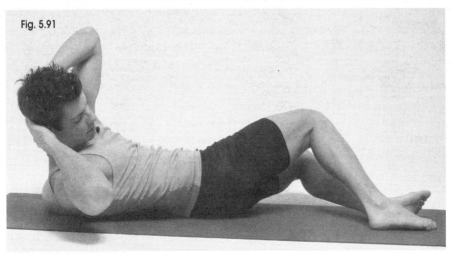

Fig. 5.91

6

Abdominales avanzados con balón

Estos son los más desafiantes ejercicios escasamente parándose sobre un balón. Lo ideal sería que para cuando alcance el nivel avanzado, usted haya adquirido saludables patrones de movimiento y los músculos profundos estén funcionando solos, sin que usted tenga que pensar en ellos. Todavía sigue siendo una buena idea revisar los fundamentales al principio de todas las tres secciones. Caliente utilizando la Sesión de quince minutos de ejercicios abdominales básicos que se muestran en la página 162 y luego, con cuidado, agregue uno o dos ejercicios avanzados a la vez. Después de calentar, planeé agregar el trabajo avanzado cerca del principio de su entrenamiento, cuando aún no hay cansancio y no al final. Cuide los niveles de fatiga —cuando ésta llega, la técnica sufre e intervienen los músculos equivocados.

Trabaje en un área abierta, en caso de que pierda el equilibrio. Siempre use un balón resistente a las picaduras; este tipo de balón se desinflará lentamente si por accidente se pica y no explotará.

Practicando los fundamentales

Cuando practique los fundamentales para prepararse para los abdominales avanzados con balón, piense en calidad y no en cantidad. A esta altura usted se da cuenta de la forma en que este acondicionamiento abdominal difiere de los demás. El énfasis cuando se mueve a los últimos dos fundamentales, no es qué tan alto puede levantar una pierna o un brazo, sino si puede mantener una exacta contracción del centro interior, conservando la espina dorsal neutral y una postura óptima conforme agrega el movimiento de las extremidades.

Fundamental # 1: Pararse en una pierna

La fuerza de su centro será lo que impedirá que se caiga, cuando se equilibre en una pierna o brazo. Suma el ombligo hacia la espina dorsal y sienta cómo se estira hacia arriba la coronilla, cuando el pie se conecta con el piso. Haga estos ejercicios todos los días y sosténgalos por un poco de más tiempo cada vez. Cierre los ojos para un desafío extra.

Propósito Dar tono a los músculos centrales profundos y desafiar el equilibrio.

Advertencias • No se apresure a salir o entrar de los equilibrios. • Mantenga los hombros relajados. • Conserve la pelvis neutral con el cóccix abajo.

posición inicial

Párese con los pies firmemente plantados en el piso. Acomode los dedos de los pies y asegúrese que el peso esté equitativamente distribuido en ambos pies y entre ellos. Sostenga el balón, pequeño o grande.

movimiento 1: el papalote

1. Levante el balón sobre la cabeza. Apoye el pie izquierdo en el tapete y cambie el peso a ese pie. Sosteniendo el balón en las manos, estírelo a la izquierda y mueva la pierna derecha a este lado, separándolo del cuerpo (fig. 6.1).

2. Tome unas cuantas respiraciones, manteniendo el centro fuerte. Céntrese. Permanezca por 10 segundos.

3. Regrese para que los dos pies estén otra vez en el tapete. Repita del otro lado.

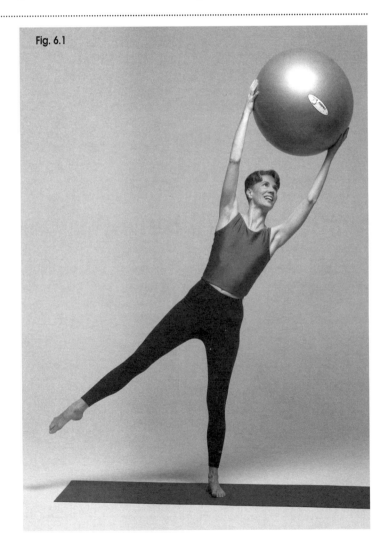

Fig. 6.1

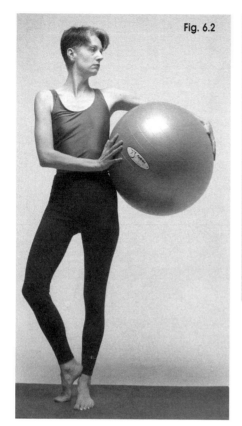

Fig. 6.2

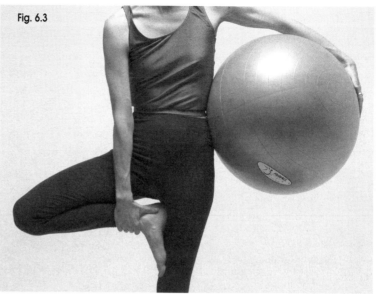

Fig. 6.3

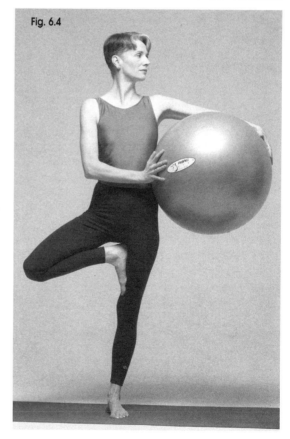

Fig. 6.4

movimiento 2: el árbol

1. Apoye el pie izquierdo en el tapete y cambie el peso a ese pie, mientras sostiene el balón en el lado izquierdo del cuerpo. Para empezar, levante el pie derecho al tobillo (fig. 6.2).

2. Cuando encuentre el equilibrio, con la mano derecha tome el tobillo del mismo lado y levante la pierna a la parte superior del muslo interior. Si lo desea, coloque el pie más abajo en la pierna pero no lo presione en la parte interior de la rodilla. Presione el pie en el muslo, manteniendo la rodilla abierta (fig. 6.3).

3. Concéntrese en un punto fijo frente a usted y permanezca de 20 a 30 segundos.

4. Concéntrese en desafiar su equilibrio, volteé la cabeza al lado y permanezca (fig. 6.4).

5. Respire suavemente. Repita del otro lado.

Fundamental # 2: Mano y pie opuestos

En este ejercicio trabajan juntas la parte superior y la inferior del cuerpo. Imagine que el ombligo es un botón de colchón. Un cordón grueso lo conecta a la espina dorsal. Con suavidad jale ese cordón, llevando el ombligo y el área entre éste y el hueso pubiano, lejos de la orilla de los pantalones. Mantenga la conexión ombligo a espina al agregar el movimiento de las extremidades. No es importante qué tan alto levante la mano o el pie, sino que pueda mantener la espina dorsal neutral cuando extienda la mano y pie opuestos.

Propósito Dar tono a los músculos internos del centro, espalda y glúteos.

Advertencias • La contracción de los abdominales se realiza de una manera lenta y controlada. Evite arquear la espalda o girar la pelvis. Mantenga las caderas sobre el balón y no gire la cadera hacia arriba mientras levanta la pierna. • Conserve los hombros relajados hacia debajo de la espalda y evite que se levante la pierna o el brazo más alto que el torso.

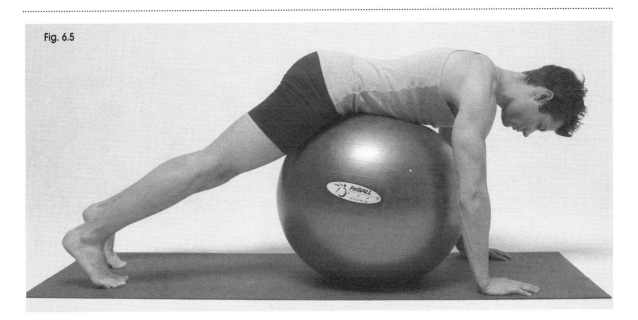

Fig. 6.5

posición inicial

Recuéstese con el ombligo sobre el balón. Coloque las manos en el piso debajo de los hombros. Estire las piernas detrás de usted, separadas al ancho de los hombros (fig. 6.5).

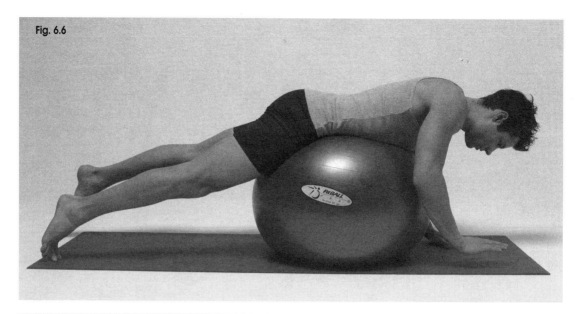

Fig. 6.6

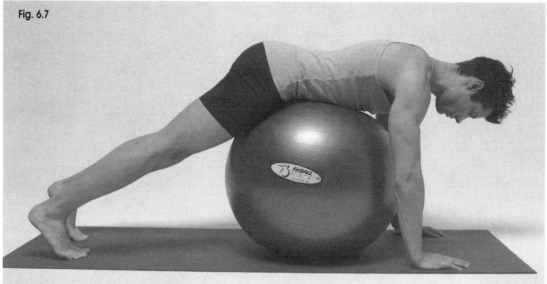

Fig. 6.7

movimiento 1: mano y pie opuestos, cinco centímetros

1. Inhale para alargar por la espina dorsal.

2. Exhale para meter el ombligo hacia la columna vertebral y al mismo tiempo levantar la mano derecha y el pie izquierdo, a cinco centímetros del tapete (fig. 6.6).

3. Inhale para mantener la contracción y bajar la mano y el pie.

4. Exhale, conservando el ombligo metido y levante la mano izquierda y el pie derecho, a cinco centímetros del tapete.

5. Repita de cuatro a seis veces de cada lado, manteniendo los abdominales conectados tanto al inhalar como al exhalar.

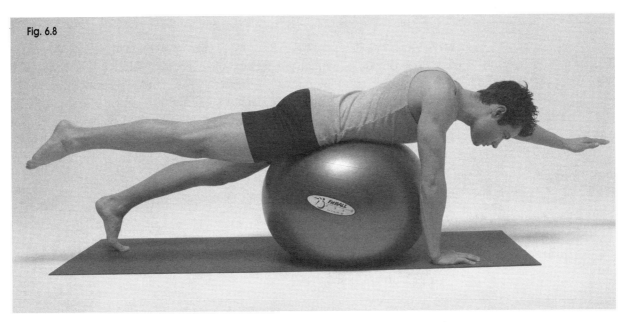

Fig. 6.8

movimiento 2: mano y pie opuestos, altura total

1. Inhale para alargar a través de la espina dorsal (fig. 6.7).

2. Exhale para sumir el ombligo y al mismo tiempo levantar el talón derecho a la altura de los glúteos o más abajo y la mano izquierda a la altura del hombro o más abajo. Sostenga de 5 a 20 segundos, respirando normalmente (fig. 6.8).

3. Inhale para mantener la contracción y bajar la pierna y la mano.

4. Exhale para levantar el talón izquierdo y la mano derecha. Permanezca de 5 a 20 segundos, respirando con naturalidad.

5. Repita de cuatro a seis veces de cada lado, conservando los abdominales conectados al inhalar y exhalar.

Los ejercicios avanzados de abdominales con balón

Recuerde, no es sólo la fuerza de la capa exterior que le permite realizar estos desafiantes movimientos. La clave está en la fuerza del centro interno profundo. Entre más eficientemente trabajen los músculos estabilizadores profundos, para soportar la pelvis y la espalda baja en contra de los movimientos de las extremidades, usted será más capaz de mecer, tirar, patear o absorber fuerzas en sus actividades deportivas o recreativas. Además, si el centro está trabajando apropiadamente, usted debería sentir menos tensión en la quijada, cuello, hombros, muñecas y espalda baja. Si el centro no está soportando las fuerzas de las piernas y brazos como es debido, el cuerpo compensará al usar los músculos equivocados y se mueve a posiciones que no son recomendables.

El cien

Este vigorizante ejercicio hace circular la sangre y calienta el cuerpo, conforme usted coordina el movimiento con la respiración. Rebote los brazos para arriba y abajo como si estuviera sobre una cama de resortes, al inhalar por cinco conteos y exhalar por otros cinco. No levante más alto de la base de los omóplatos. Apriete el balón pequeño mientras usted baja las piernas a un ángulo de 45 grados (o menos) en la exhalación. Levante las piernas al inhalar. Use la exhalación para ahuecar el ombligo y mantener la espalda baja sobre el tapete al bajar las piernas.

Propósito Desafiar los abdominales y calentar el cuerpo.

Advertencias • Asegúrese que todo el brazo se mueva desde la cavidad. Usted no lo haga desde la muñeca o el codo. • Mantenga los codos flexibles, no demasiado extendidos. • No permita que el torso se mueva con los rebotes. • Tenga los hombros abajo.

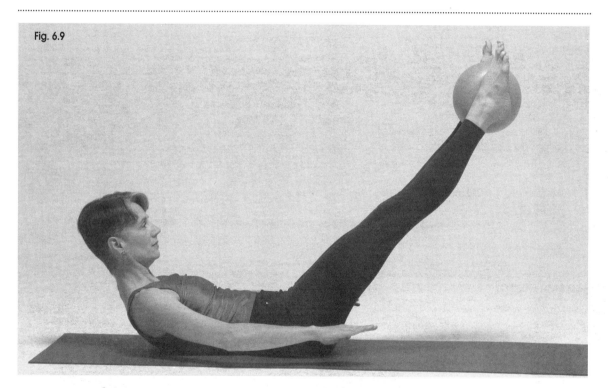

Fig. 6.9

posición inicial

Recuéstese de espalda y lleve las rodillas al pecho. Coloque el balón pequeño entre los tobillos.

movimiento: el cien

1. Inhale para preparar. Exhale para curvearse hacia arriba, extendiendo las piernas y estirando los brazos a lo largo de los muslos. La mirada está en las rodillas y no en el techo (fig. 6.9).

2. Inhale y exhale cinco veces, apriete el balón en cada exhalación. Con cada respiración rebote los brazos como si estuvieran sobre una cama de resortes. Los codos están flexibles.

3. Mantenga esta posición, respirando por 100 conteos.

4. Termine, flexionando las rodillas hasta el pecho y bajando la cabeza al tapete.

Voltereta

Este ejercicio es difícil de enseñar en una clase de grupo, porque la mayoría de los estudiantes, aun los avanzados, no tienen la fuerza o habilidad para organizar todo el cuerpo, para no poner presión en el cuello. Colocar el balón pequeño por debajo de las caderas es una excelente forma de acercarse a este movimiento altamente controlado. Piense en separar las vértebras una a una del tapete, usando los abdominales y no los brazos, al levantar las piernas encima de la cabeza. No lleve su peso demasiado hacia atrás, para que no oprima el cuello. Mantenga la cabeza alineada con la espina dorsal.

Propósito Fortalecer los abdominales bajos y superiores y mejorar la flexibilidad en la espalda baja y los *hamstrings*.

Advertencias • Evite usar las manos para ayudarse a llevar las piernas sobre la cabeza —utilice los abdominales. • Mantenga la conexión ombligo a espina. • Conserve la cabeza alineada con la espina dorsal. • Evite este ejercicio si tiene problemas en el cuello o la espalda baja.

posición inicial

Recuéstese sobre la espalda y meta el balón pequeño debajo de las caderas. Lleve las rodillas hacia arriba al pecho y extienda las piernas al techo, en un ángulo de 90 grados del piso (fig. 6.10).

movimiento 1: balón pequeño en los tobillos

1. Use (o no) un segundo balón en los tobillos; con las manos sostenga el balón en su lugar, debajo de las caderas. Inhale para preparar.

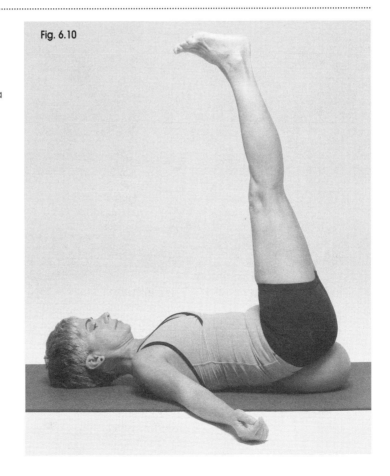

Fig. 6.10

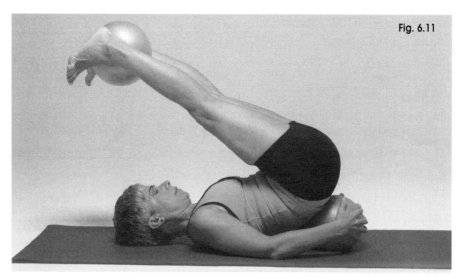

Fig. 6.11

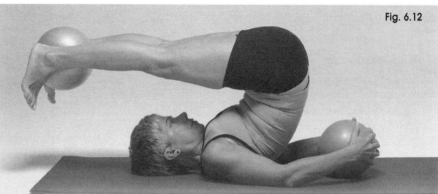

Fig. 6.12

2. Involucrando los abdominales, exhale para levantarse del balón pequeño y extienda las piernas sobre la cabeza (fig. 6.11).

3. Deténgase cuando las piernas estén paralelas al piso. Inhale y con suavidad apriete el balón con las manos. Si lo desea, flexione los pies (fig. 6.12).

4. Exhale para desenrollarse a través de la espina doral una vértebra a la vez (fig. 6.13). Baje los pies a la posición inicial. Evite que la espalda baja rebote fuera del tapete.

5. Repita de tres a cinco veces.

movimiento 2: balón grande entre los tobillos

1. Las piernas están extendidas hacia el techo, en un ángulo de 90 grados, con el balón grande entre los pies (fig. 6.14). Inhale para preparar.

2. Utilizando los abdominales, exhale para levantarse del tapete y extender las piernas sobre la cabeza.

3. Deténgase cuando las piernas estén paralelas al piso. Inhale y apriete suavemente el balón (fig. 6.15). Flexione los pies si lo desea.

4. Exhale para rodar hacia abajo a través de la espina dorsal, una vértebra a la vez (fig. 6.16). Baje el balón a un ángulo en el cual pueda mantener la espalda baja sobre el tapete.

5. Repita de tres a cinco veces.

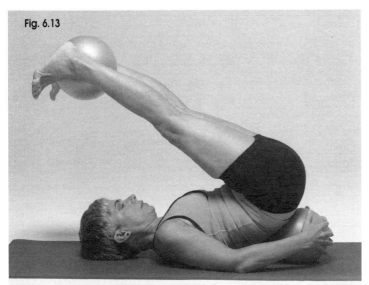

Fig. 6.13

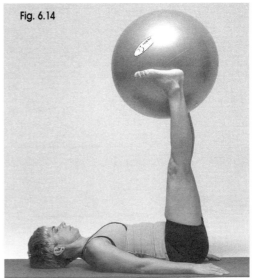

Fig. 6.14

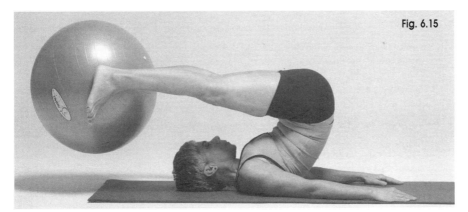

Fig. 6.15

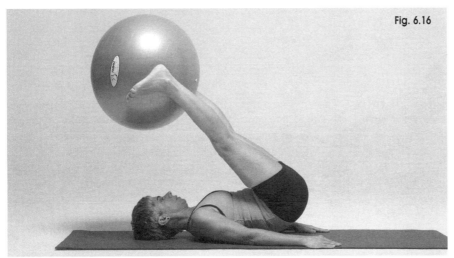

Fig. 6.16

Tirabuzón

El tirabuzón pertenece a la misma familia del enrollarse de Pilates. Continúe para usar los abdominales profundos y estabilizar la pelvis contra el movimiento de las pesadas piernas. Para empezar, mantenga los círculos pequeños y use los brazos a los lados para estabilizar. Después intente el ejercicio con los brazos en forma de T. Lleve las piernas en una dirección, acentuando el giro hacia arriba y alternando la dirección del círculo. En los movimientos 1 y 2 las caderas se mantienen en el tapete o sobre un balón pequeño. Éste, debajo de las caderas, ayudará a quienes sufren de una espalda baja tensa. El movimiento 3 es similar al de enrollarse, difiere sólo en que usted se está rodando hacia abajo a un lado de la espina dorsal y para arriba en el otro. Sostenga los brazos cerca del cuerpo —presiónelos en el tapete y ancle el cuerpo con ellos cuando levante las piernas y llévelas sobre la cabeza. Una vez que las piernas estén ahí, cambie el peso sobre un lado de la espina dorsal y luego, con lentitud, desenróllese a través de la columna vertebral. No olvide de alternar la dirección del círculo en lo alto del movimiento.

Propósito Se enfoca en los abdominales bajos, los flexores de la cadera, la estabilidad del tronco, los muslos internos y los glúteos.

Advertencias • En los movimientos 1 y 2 mantenga las caderas en el tapete o en el balón y la espalda baja estable. • Al hacer los círculos bajos de las piernas al frente no permita que se arqueé la espalda fuera del tapete. • Trate de no poner tensión en el cuello, los hombros y la quijada. • Evite este ejercicio si tiene problemas de cuello o espalda baja.

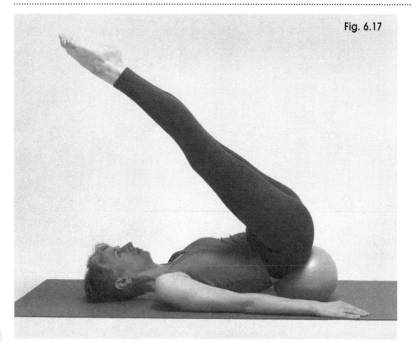

Fig. 6.17

posición inicial

Recuéstese de espalda y lleve las rodillas al pecho. Coloque el balón pequeño por debajo de la pelvis. Estire las piernas hacia arriba al techo ("la postura 12:00") y apriete las piernas juntas.

movimiento 1: con balón pequeño

1. Inhale para sumir el ombligo y jalar las piernas hacia usted (fig. 6.17), al hombro izquierdo (fig. 6.18) y lejos de usted.
2. Exhale en la "posición 6:00" (fig. 6.19) y luego balanceé las piernas al lado derecho. Termine en lo alto.
3. Inhale aquí (en las 12:00), luego invierta la dirección del círculo. Exhale en las 6:00.
4. Realice de seis a ocho repeticiones. Lleve las rodillas al pecho para terminar.

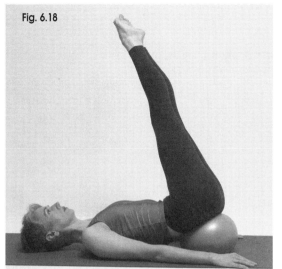

Fig. 6.18

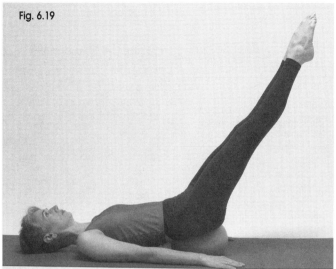

Fig. 6.19

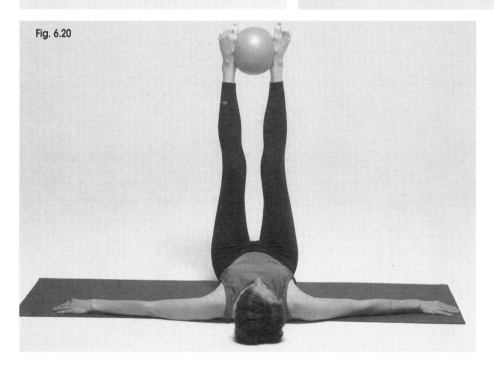

Fig. 6.20

movimiento 2: preparación para el tirabuzón

1. Quite el balón pequeño de debajo de la pelvis y colóquelo entre los tobillos. Estire las piernas al aire. Los brazos pueden estar a su lado sobre el tapete o estirados en forma de T (fig. 6.20).

2. Inhale para meter el ombligo y haga un círculo con las piernas a la izquierda (fig. 6.21), luego lejos de usted.
3. Exhale a las 6:00, luego lleve las piernas al otro lado (fig. 6.22), terminando arriba.

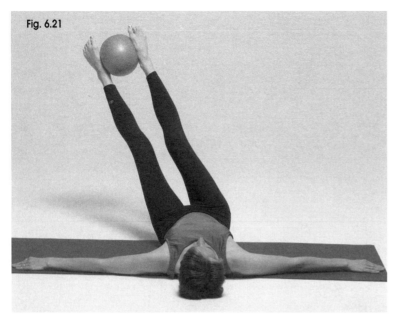

Fig. 6.21

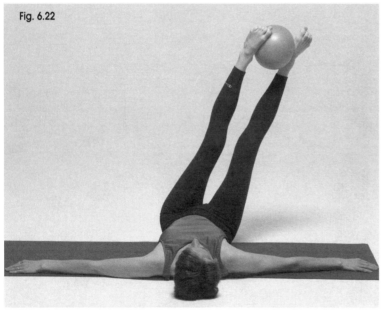

Fig. 6.22

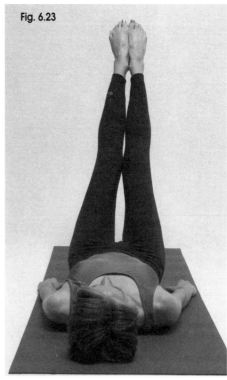

Fig. 6.23

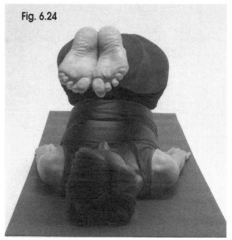

Fig. 6.24

4. Inhale a las 12:00, luego invierta la dirección del círculo. Exhale a las 6:00.
5. Realice de seis a ocho repeticiones. Lleve las rodillas al pecho para terminar.

movimiento 3: tirabuzón completo

1. Jale el balón pequeño al lado y lleve las piernas al aire. Estire los brazos al costado del cuerpo y presiónelos al tapete (fig. 6.23).
2. Inhale para preparar.

3. Iniciando con los abdominales, al exhalar lleve las piernas rígidas sobre la cabeza, para que las piernas estén paralelas al piso (fig. 6.24).
4. Inhale y cambie las caderas un poco al lado derecho (fig. 6.25). Ruede hacia abajo el lado derecho

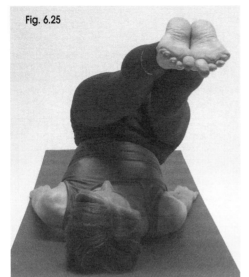

Fig. 6.25

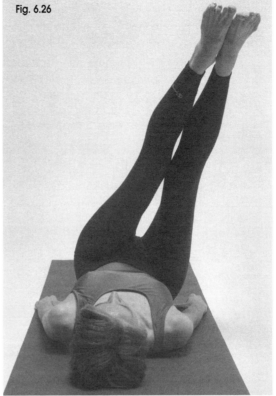

Fig. 6.26

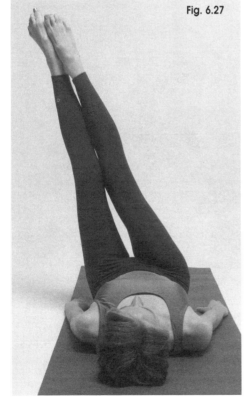

Fig. 6.27

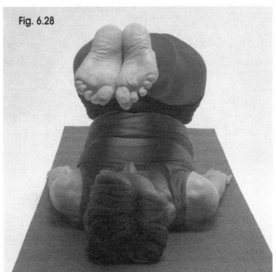

Fig. 6.28

de su espina dorsal una vértebra a la vez (fig. 6.26).

5. En las 6:00, tenga cuidado de mantener la espalda baja en el tapete, exhale y haga un círculos con las piernas hacia la izquierda (fig. 6.27).

6. Lleve las piernas hacia el lado izquierdo de la columna vertebral y de regreso sobre la cabeza hacia el centro (fig. 6.28).

7. Alterne la dirección del círculo. Realice tres repeticiones en cada dirección.

Puente lateral sobre balón pequeño

El puente lateral sobre una superficie móvil, hace que los músculos laterales del cuerpo trabajen muy duro. Usted podría desear hacer primero este ejercicio sin un balón y sobre una superficie estable. Mantenga el ombligo sumido e involucre al corsé interno profundo para no hundir en medio y sostenga el cuerpo en el fuerte codo. No hunda el hombro ni el codo.

Propósito Fortalecer el quadratus lumborum, los oblicuos abdominales y los abdominales profundos.

Advertencia • Mantenga la espina dorsal derecha, estable y en neutral. • Conserve una cadera encima de la otra. Las rótulas y las caderas dan hacia enfrente. • Asegúrese de mantener la conexión ombligo a espina.

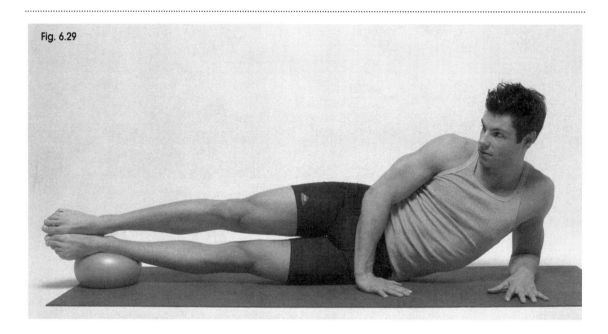

Fig. 6.29

posición inicial

Empiece sobre un lado soportado por las caderas y los codos. Coloque la mano libre sobre el tapete para ayudarse a conseguir la posición (fig. 6.29).

Fig. 6.30

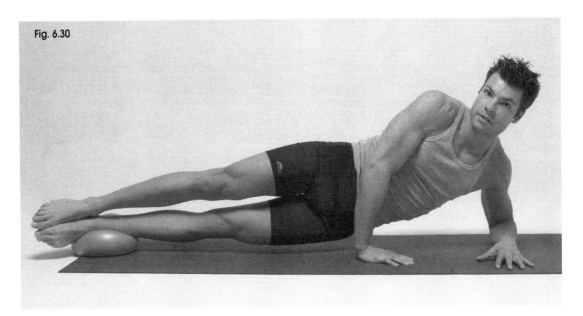

Fig. 6.31

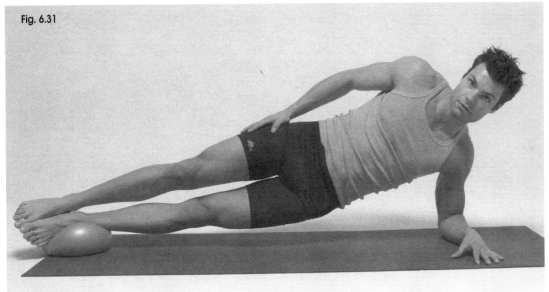

movimiento: *puente lateral*

1. Coloque el talón de abajo sobre el balón pequeño con el otro encima y levante en una posición lateral de tabla (fig. 6.30).

2. Cuando sea el momento adecuado, levante la mano que está sobre el tapete y póngala en el muslo (fig. 6.31). Respire normalmente y permanezca de 5 a 10 segundos.

3. Baje el cuerpo y repita cuatro veces.

4. Cambie al otro lado.

Bumerang

Este desafío avanzado Pilates combina el enrollarse y el rompecabezas. (Ver enrollarse en la página 123 y rompecabezas en la 139). No es necesario rodar hacia atrás sobre la nuca y las piernas pueden estar dobladas en la posición rompecabezas para hacer el movimiento más accesible. Sin embargo, haga este ejercicio con precisión y mucho control para evitar el desarreglo. Debe hacer un flujo continuo de una posición a la siguiente. El centro abdominal ayudará a mantener el equilibrio, para que no simplemente deje caer las piernas cerca del final del movimiento.

Propósito Fortalecer muchos músculos del cuerpo, en especial el centro abdominal y los flexores de la cadera. Practicar la coordinación y el equilibro.

Advertencias • Evite rodar hacia atrás y colocar el peso en el área de la nuca; sólo vaya hasta la espalda superior. • Resista la urgencia de dejar caer las piernas rápido al tapete, hacia el final del ejercicio. Use la fuerza de los abdominales y de los flexores de la cadera, para bajar con suavidad las piernas controladamente. • Evite este ejercicio si tiene problemas de hombro o cuello.

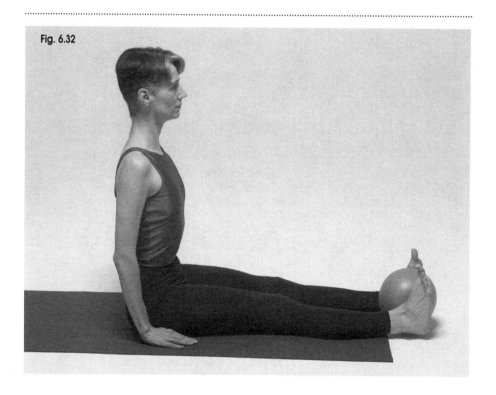

Fig. 6.32

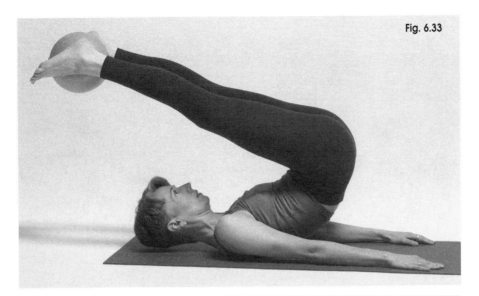

Fig. 6.33

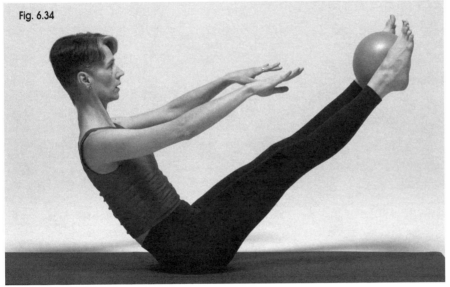

Fig. 6.34

posición inicial

Siéntese con la espalda recta en los huesos de asiento, con el balón pequeño entre los tobillos. Coloque las manos sobre el tapete directamente debajo de los hombros (fig. 6.32).

movimiento: el bumerang

1. Inhale para alargarse.

2. Exhale para hundir el ombligo y rodar hacia atrás, levantando las piernas del tapete. Llévelas arriba de la cabeza, sin utilizar los brazos para ayudarse (fig. 6.33).
3. Inhale para apretar el balón con suavidad.
4. Exhale para rodar suavemente de regreso hasta la posición de rompe-cabezas, estirando las manos hacia los dedos de los pies (fig. 6.34).
5. Aquí, mantenga el cuerpo equilibrado,

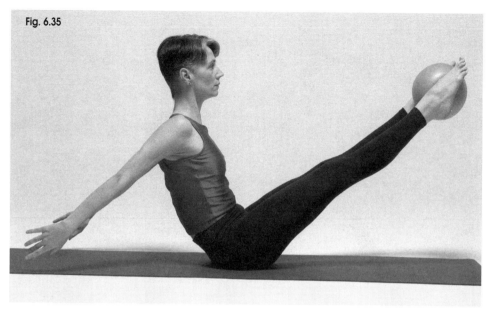

Fig. 6.35

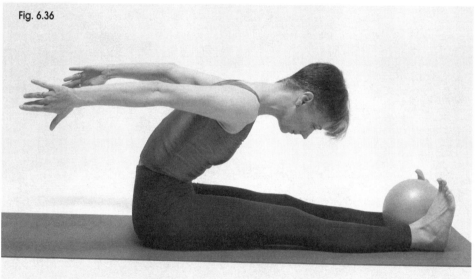

Fig. 6.36

inhale para llevar las puntas de los dedos en un amplio círculo alrededor de la espalda (fig. 6.35). Permanezca en esta posición.

6. Exhale para bajar *despacio* las piernas al tapete, mientras estira los brazos atrás. Use el alcance hacia atrás de los brazos para contrarrestar el peso de las fuertes piernas. Cuando éstas llegan al tapete curveé la parte superior del cuerpo sobre las piernas. Mantenga el ombligo levantado (fig. 6.36).

7. Inhale para llevar los brazos en un círculo hacia delante, tan amplios y altos como le sea posible, hacia los dedos de los pies. Alárguese a través del cuello y mantenga los hombros estables y sin levantarlos hacia las orejas.

8. Exhale para rodar hacia arriba derecho hacia la posición inicial.

9. Repita de cuatro a seis veces.

Extensión caballo mecedor

El caballo mecedor es una excelente forma para entrenar el centro y coordinar la parte superior del cuerpo con la inferior. Manténgalo muy estable. Cuando baje la parte superior del cuerpo, las piernas se levantarán y tendrán la forma de un gran lazo cuando suben ligeramente al aire, y esto pasará a la inversa cuando baje las piernas. Un balón pequeño muy desinflado, en la pelvis, hace que el hueso pubiano esté más confortable. Mientras se mece hacia delante, controle el movimiento con las manos y tenga los codos pegados al cuerpo. Conserve las piernas muy derechas.

Propósito Estirar y fortalecer los abdominales y trabajar los músculos espinales, glúteos y la parte trasera de las piernas.

Advertencias • Manténgase alargando la nuca y la espina dorsal. • Conserve la conexión ombligo a espina. • Tenga los hombros deslizados hacia debajo de la espalda.

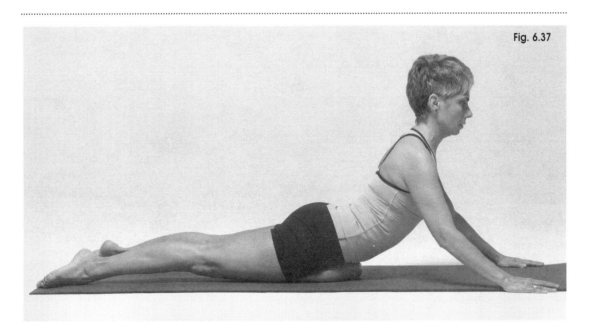

Fig. 6.37

posición inicial

Recuéstese sobre el estómago y coloque un balón pequeño muy desinflado debajo de la pelvis. Este debe tener sólo la mitad del aire de su capacidad (ver el balón en la fig. 6.39 en la pag. 136). Coloque las manos justo enfrente de los hombros con las palmas hacia abajo. Los codos están cerca del cuerpo y apuntando hacia los pies. La mirada en el tapete. Agregue un balón pequeño entre los tobillos para un desafío extra.

movimiento: caballo mecedor

1. Inhale para deslizar los omóplatos hacia abajo.
2. Exhale para levantar el ombligo y los huesos del pecho, extendiendo la espina dorsal. Su cuello está alargado y la mirada hacia delante (fig. 6.37).

135

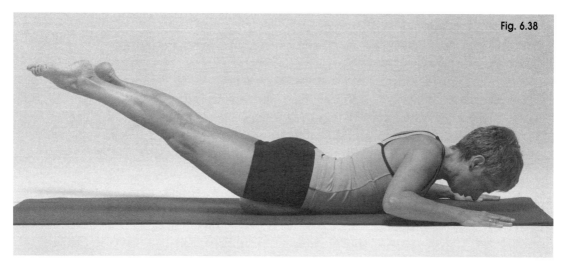

Fig. 6.38

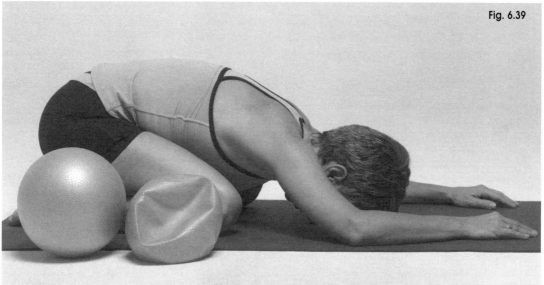

Fig. 6.39

3. Inhale para conectar a través de los glúteos y los *hamstrings*. Estire las piernas hacia arriba y lejos de usted.

4. Exhale para mecerse hacia delante, levantando las piernas al aire (fig. 6.38). Mantenga las piernas muy derechas. Conserve los codos cerca del cuerpo y la cabeza alineada con la espina dorsal.

5. Inhale para mecer el cuerpo hacia atrás.

6. Repita de tres a cinco veces.

7. Después estire la espalda en la concha (fig. 6.39).

Tijeras

Mantenga el centro muy estable y fuerte mientras agrega la acción de tijera de las piernas. Marque dos tiempos con las piernas levantadas, golpeando cada vez el frente del tobillo o la espinilla contra el balón. Tenga cuidado de que los codos estén flexibles y no rígidos. Mantenga los hombros deslizados hacia abajo por la espalda. Si tiene tensión en el cuello, ponga la cabeza sobre el tapete mientras hace el ejercicio. Si tiene una espalda baja o los *hamstrings* tensos, empiece doblando las piernas.

Propósito Fortalecer las piernas y los abdominales.

Advertencias • Evite que los hombros se levanten mientras lleva el balón sobre la cabeza. • Mantenga el ombligo metido y asegúrese de que los abdominales no estén salidos.

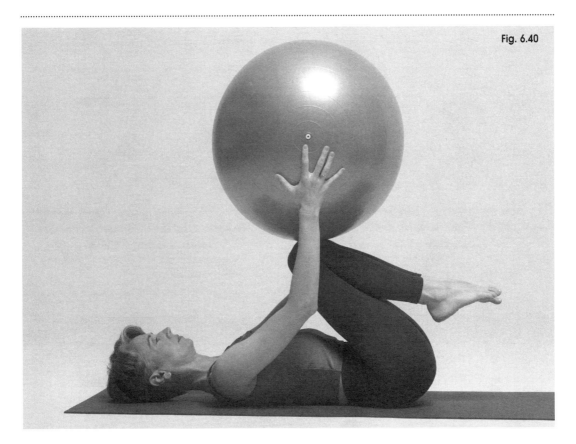

Fig. 6.40

posición inicial

Recuéstese sobre el tapete. Lleve las rodillas hacia arriba al pecho. Sostenga el balón con ambas manos y colóquelo sobre las espinillas (fig. 6.40).

movimiento: tijeras

1. Inhale para curvear la cabeza y la parte superior del cuerpo, sosteniendo el balón sobre las espinillas.

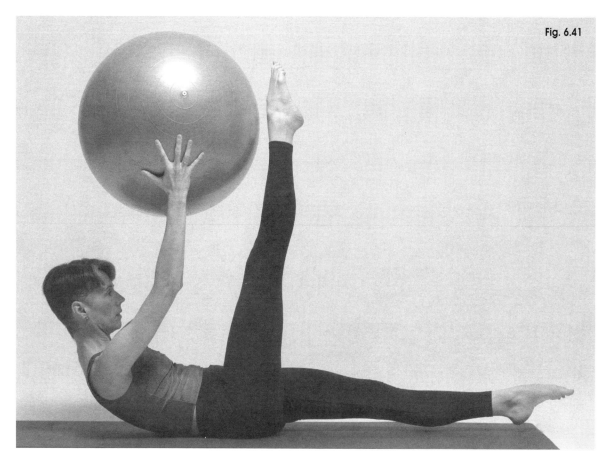

Fig. 6.41

2. Exhale para separar las piernas y tocar el balón dos veces con la pierna derecha (fig. 6.41).

3. Inhale para cambiar de piernas.

4. Exhale para separar las piernas y tocar el balón dos veces con la pierna izquierda.

5. Repita de seis a ocho veces, manteniendo las piernas derechas.

6. Termine curveando el cuerpo, llevando las rodillas al pecho y la cabeza al tapete.

Desafío balón en las manos

estar conciente de la forma en que se sostiene el balón grande entre las manos, puede cambiar la posición de los hombros, la alineación de la cabeza y la colocación de los codos. Uno de los retos de Abdominales con balón, es tratar de no permitir que el balón deforme el cuerpo o lo distraiga de realizar el ejercicio con precisión.

Cada vez que las manos sostengan el balón, grande o pequeño, los codos deben estar *siempre* flexibles y no rígidos. Entre más grande sea el balón, será menos manejable. En los ejercicios avanzados como las tijeras y el rompecabezas será mejor que domine primero el movimiento con un balón pequeño y sólo agregue el grande cuando haya la seguridad de que no tentará al cuerpo para que regrese a patrones de movimientos defectuosos o agregue tensión.

El balón es una pareja en nuestro trabajo en el tapete, no sólo un apoyo. Practique, y una fuerte conexión mente-cuerpo asegurará que el balón esté manejado con fluidez y control.

Rompecabezas

El rompecabezas Pilates no es sólo una intensa prueba para los abdominales, sino que aumenta el equilibrio y el control conforme usted rueda el cuerpo arriba y abajo. Asegúrese de contar con la preparación adecuada para este ejercicio. Doble las rodillas si tiene una espalda baja sensible. Cuide que el balón grande no le permita levantar los hombros hacia las orejas. El balón debe ayudarle a flotar y no a sentirse más pesado.

Propósito Fortalecer los abdominales y practicar la articulación a través de la espina dorsal.

Advertencias • El cuello y los hombros deben estar relajados. • Levante desde el pecho y no de la cabeza, cuando se separe del tapete y al aire. Utilice la exhalación para ayudarse a subir.

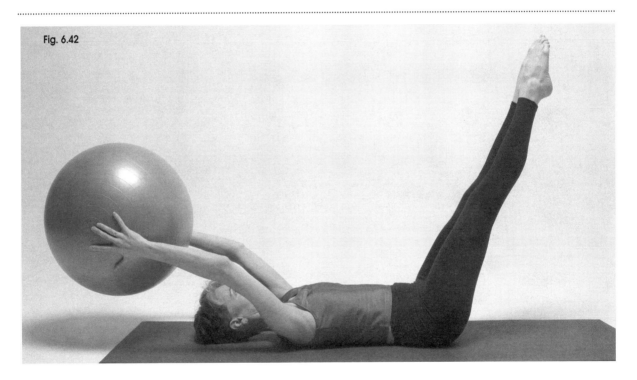

Fig. 6.42

posición inicial

Recuéstese sobre la espalda. Extienda las piernas al aire y voltéelas hacia afuera de las cavidades de la cadera. Apriete los muslos interiores y los glúteos. Lleve el balón grande sobre la cabeza (fig. 6.42).

movimiento 1: estire las piernas al aire

1. Inhale para llevar el balón hacia el techo. En la exhalación presione el sacro en el tapete, y continúe el movimiento hacia delante para que la cabeza y la parte superior del cuerpo sigan al balón. Se estará balanceando justo atrás de los huesos de asiento. Los brazos deben de estar paralelos a las piernas. Ahueque el estómago y permanezca (fig. 6.43).

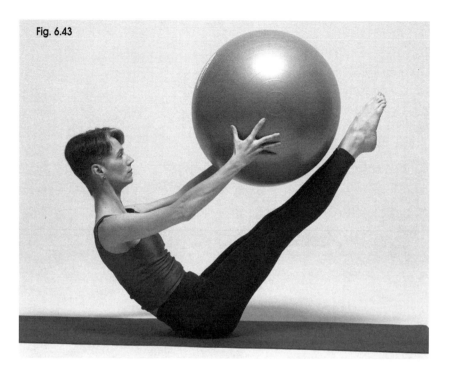

Fig. 6.43

2. Inhale para levantar el balón levemente hacia atrás, para que los brazos estén justo enfrente de las orejas, pero los hombros permanecen abajo (fig. 6.44).

3. Exhale para dejar caer el ombligo y rodar la espina vertebral hacia atrás y abajo, presionando un hueso a la vez en el tapete.

4. Regrese a la posición inicial con el balón sobre la cabeza.

5. Repita seis veces.

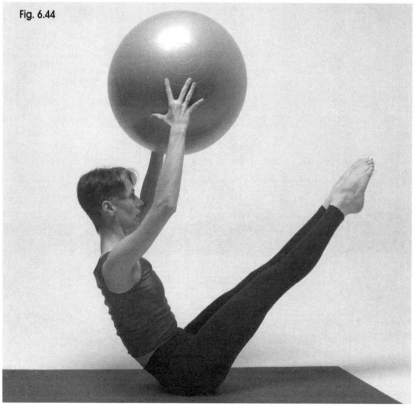

Fig. 6.44

Fig. 6.45

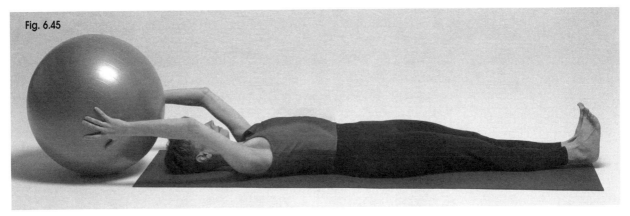

Fig. 6.46

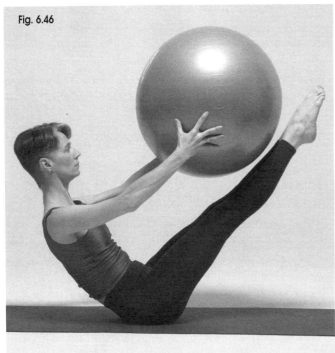

Fig. 6.47

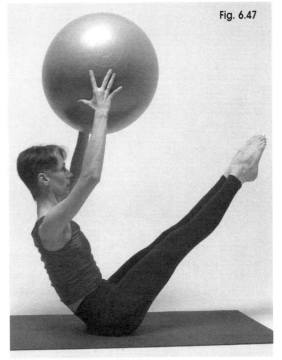

movimiento 2: piernas sobre el tapete

1. Recuéstese de forma plana sobre la espalda con las piernas alargadas. Sosteniendo el balón, lleve las manos hacia atrás arriba de la cabeza. Mantenga la conexión abdominal, para asegurar que la caja torácica no esté saltada (fig. 6.45).

2. En la exhalación, presione el sacro en el tapete, estire los brazos y levante las piernas al mismo tiempo. Equilíbrese tan cerca de los huesos de asiento como le sea posible. Ahueque el estómago y permanezca (fig. 6.46).

3. Inhale para levantar el balón un poco hacia atrás, para que los brazos lleguen hasta las orejas o ligeramente al frente, pero los hombros permanecen abajo (fig. 6.47).

4. Exhale para dejar caer el ombligo y ruede la columna vertebral hacia atrás y abajo, presionando un hueso a la vez hacia el tapete. Al mismo tiempo ruede por la espina dorsal y baje las piernas.

5. Repita seis veces.

Curva lateral y giro

Este muy desafiante ejercicio se toma del repertorio Pilates de tapete. Agregar el balón al ejercicio soporta al cuerpo para que algo de su peso se quite de la muñeca, pero se requiere una buena fuerza y estabilidad en el hombro. Evite este ejercicio si tiene problemas de muñecas, hombros o cuello. El balón hace al movimiento 2, el giro, más accesible para la mayoría de la gente. Primero domine la curva lateral. Este no es sólo un estiramiento de lado. Piense en él más como en una tabla lateral: usted necesita colocar la cadera en el centro superior del balón y llevar el peso del cuerpo arriba y sobre el balón. El peso debería ir al brazo que está colocado directamente debajo el hombro sobre el tapete. Debería haber por lo menos cinco centímetros entre el balón y el brazo que soporta. No se hunda en el balón; úselo sólo como un soporte. Cuando entre al giro, utilice los abdominales para apuntar con las caderas hacia arriba, como si se estuviera suspendiendo desde arriba. Al reclutar los músculos que se encuentran debajo de la axila y que atraviesan el lado del pecho, mantenga fuertes y estables a los hombros que soportan. En la posición hasta arriba debería haber una gran línea desde los hombros a través de la cadera, rodillas y dedos de los pies.

Propósito Trabajar los abdominales, oblicuos, espalda y parte superior del cuerpo.

Advertencias • En la tabla de lado o las posiciones de curva lateral, asegúrese de que la mano esté directamente debajo del hombro y que está reclutando los músculos de debajo de la axila. • Trate de levantarse fuera del hombro, una cadera encima de la otra. • No permita que los hombros suban hacia las orejas. • No haga este ejercicio si tiene problemas en muñecas u hombros.

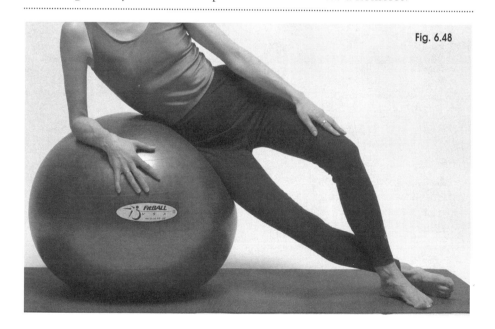

Fig. 6.48

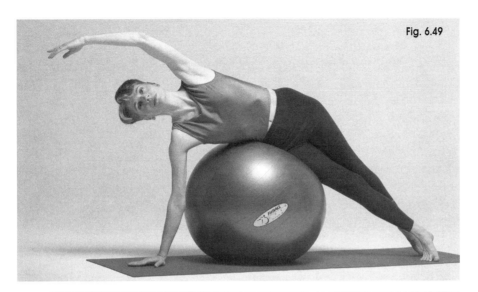

Fig. 6.49

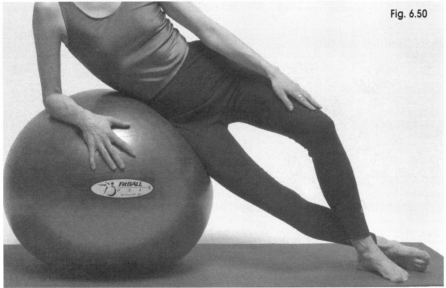

Fig. 6.50

posición inicial

Cruce el pie izquierdo al frente de la pierna derecha y empiece por colocar el lado de la cadera sobre el centro superior del balón. Cambie su peso sobre el balón. El brazo izquierdo descansa sobre el muslo izquierdo (fig. 6.48).

movimiento 1: curva lateral

1. Inhale para preparar. Exhale para levantar las caderas hacia el techo mientras estira el cuerpo por el balón, coloque la mano fuera del balón a cinco centímetros o más. La palma de la mano debería estar sobre el tapete, directamente abajo de los hombros. Entre a la tabla lateral, levantando las caderas y estirando los brazos sobre la cabeza cerca de las orejas. Mantenga una cadera encima de la otra (fig. 6.49).

2. Inhale para doblar un poco las rodillas y descanse las caderas sobre el balón. Regrese a la posición inicial, bajando el brazo izquierdo para que descanse sobre el muslo (fig. 6.50).

3. Repita tres veces y cambie de lado.

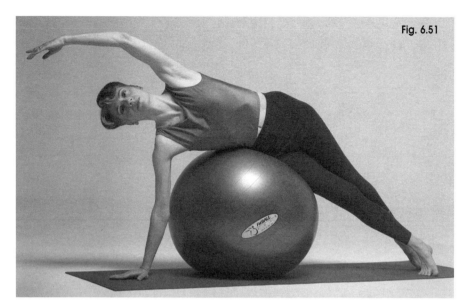

Fig. 6.51

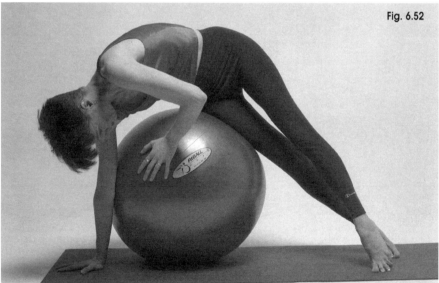

Fig. 6.52

movimiento 2: agregar giro

1. Tome la misma posición inicial de la Curva lateral. Llegue a una tabla lateral, levantando las caderas y estirando el brazo izquierdo sobre la cabeza cerca de la oreja. La mano derecha debe estar sobre el tapete, directamente abajo del hombro (fig. 6.51).

2. Inhale para llevar el brazo izquierdo para que toque el balón (fig. 6.52). Siguiendo el movimiento, exhale para empujar hacia arriba el ombligo y apuntar las caderas hacia el techo, enderezando las piernas y rotando el torso hacia el tapete. Estire la coronilla lejos de las caderas y ruede el balón

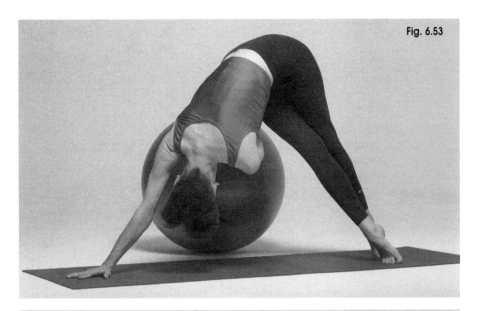

Fig. 6.53

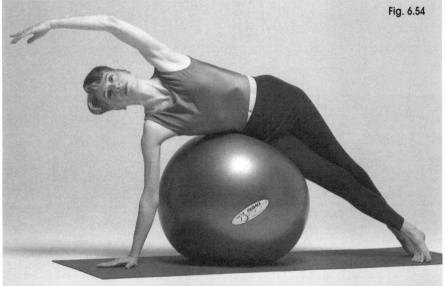

Fig. 6.54

detrás de usted. Mantenga la mano sobre el balón y sígala con los ojos (fig. 6.53).

3. Inhale para regresar el balón a la cadera.

4. Exhale para girar otra vez y regresar a la tabla lateral, levantando las caderas y estirando e brazo sobre la cabeza cerca de las orejas (fig. 6.54).

5. Repita dos veces y cambie de lado.

Tabla con giro lateral

Por lo general este ejercicio es más fácil si se hace de lado, ya que con frecuencia un grupo de músculos oblicuos es más fuerte que el otro. Lo que es importante es mantener los hombros y la cabeza completamente orientados hacia abajo al tapete, como lo hace en la posición tabla común. La parte superior del cuerpo no cambia; usted sólo gira el cuerpo como una unidad y pone en línea los huesos de la cadera uno sobre el otro, perpendiculares al piso. Note que un codo se doblará más que el otro. Se debe de involucrar a los abdominales para proteger la espalda baja, e impedir que el cuerpo se encorve en medio. Manténgalo "tieso como una tabla", y las piernas deben estar derechas. Otra vez, la parte más difícil de este ejercicio viene después de que usted ha trabajado ambos lados: se sentirá como de regreso de una larga caminata, hasta que se encuentre a salvo sobre el tapete.

Propósito Trabajar los abdominales, los oblicuos y la parte superior del cuerpo.

Advertencias • Mantenga una buena estabilidad en el borde de los hombros. • Conserve los omóplatos abiertos de un lado al otro de la espalda y abajo, no arriba a las orejas. Los codos están un poco suaves y en ángulo hacia atrás de 45 grados. • No permita que la cabeza caiga; consérvela alineada con la espina dorsal. • Tenga las piernas pegadas juntas, para que una no se mueva hacia la otra.

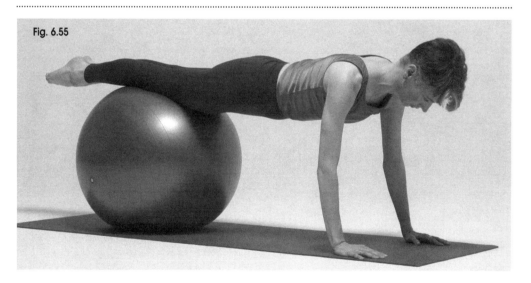

Fig. 6.55

posición inicial
Arrodíllese frente al balón. Coloque las manos con las palmas hacia abajo sobre el tapete.

movimiento: tabla con giro lateral
1. Camine hacia fuera hasta que el balón esté sobre los muslos. Para un desafío mayor, camine más para que el balón quede en las espinillas, manteniendo las manos separadas justo más al ancho de los hombros. Los dedos deben estar paralelos al cuerpo y los codos en un ángulo levemente hacia atrás. No permita que se caiga la línea media. Conserve las piernas muy derechas y volteadas hacia fuera, con los glúteos trabajando y el ombligo levantado (fig. 6.55).

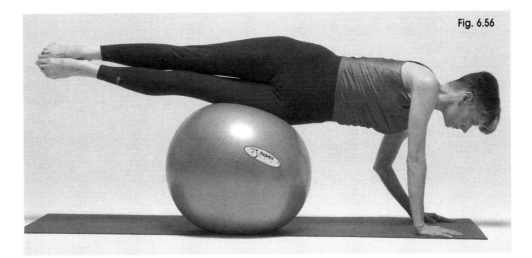

Fig. 6.56

2. Permanezca por un segundo y respire con normalidad.

3. Mantenga la cabeza y los hombros en el lugar exacto en donde están, gire la parte baja del cuerpo hasta que levante una cadera y la coloque directamente sobre la otra. Las piernas están derechas. La mirada está sobre el tapete (fig. 6.56).

4. Permanezca por unos segundos, respirando con naturalidad.

5. Regrese a la posición de tabla frontal.

6. Gire al otro lado y permanezca por unos segundos.

7. Regrese girando de nuevo a la tabla y caminando las manos hacia atrás, al balón. Repita tres veces.

Fundamentales de Abdominales con balón —una revisión

- El músculo abdominal más profundo e importante, el transversus abdominis, soporta la espina dorsal al estrechar la pared abdominal. Para localizar el transversus coloque la punta de los tres dedos más largos a dos y medio centímetros de los huesos de la cadera y tosa. Con la correcta contracción, usted sentirá una tensión en las puntas de los dedos conforme se estrechan la pared abdominal.

- Inhale por la nariz, exhale por la boca. En la exhalación asegúrese que el ombligo esté sumido suavemente y los abdominales activados. Piense en mandar la respiración a la parte posterior de la caja torácica, no al estómago.

- Cada ejercicio se debe comenzar retrayendo entre el ombligo y el hueso pubiano para activar los músculos abdominales profundos y proteger la espina dorsal. Vigile que los abdominales no estén abultados hacia fuera, un signo seguro de que se ha perdido la conexión profunda.

- Los músculos del piso pélvico se conectan a los abdominales profundos por medio del sistema nervioso. Reclutar el piso pélvico "elevador" ayudará a localizar la conexión abdominal profunda.

- La pelvis neutral coloca la pelvis en la posición más segura y facilita la mejor contracción de los abdominales profundos. Cuando se recueste sobre la espalda en pelvis neutral, los dos huesos de la cadera del frente de la pelvis y el hueso pubiano están en el mismo plano. Existe una pequeña curva natural en la espalda baja.

- Estabilice la central de fuerza para impedir lesiones al trabajar, hacer deportes y en la vida diaria. La fuerza y la resistencia de los abdominales y de la espalda baja, pueden sanar e impedir el dolor de espalda baja, así como una mala postura.

La pica

La pica es un movimiento avanzado, cuya finalidad es desafiar a un cuerpo que ya está fuerte. Imagine que usted cuelga por medio de los abdominales de un fuerte resorte pegado al techo. Trate de mantener las piernas absolutamente derechas y conectadas, mientras intenta levantar la pelvis con los abdominales. Una vez que se asegure en la pica, deje caer la cabeza y vea hacia el balón. Asegúrese de que el área a su alrededor esté libre, en caso de que pierda el equilibrio.

Propósito Fortalecer los abdominales, brazos y espalda. Este ejercicio le enseña equilibrio.

Advertencias • El cuerpo y las piernas deben estar rígidas como una tabla. • Mantenga el torso derecho mientras está en la Pica, los hombros abajo y en su lugar.

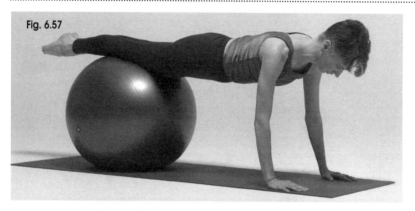

Fig. 6.57

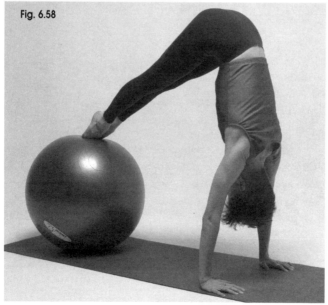

Fig. 6.58

posición inicial

Arrodíllese frente al balón. Coloque la palma de las manos hacia abajo sobre el piso. Camine hacia fuera, hasta que el balón esté debajo de las espinillas o tobillos. Las manos están sobre el tapete separadas al ancho de los hombros o más. Los dedos están paralelos al cuerpo.

movimiento 1: la pica

1. Asegúrese que todo el torso esté en su lugar: los glúteos y los muslos internos conectados, la cabeza alineada con la espina dorsal y no caída (fig. 6.57). Inhale para preparar.
2. Usando los abdominales, exhale para levantar la pelvis tan alto como pueda. No permita que las piernas se doblen. La cabeza caerá para permanecer alineada con la columna vertebral (fig. 6.58).
3. Inhale para bajar a la posición de tabla.
4. Exhale para levantar a la pica. Vaya tan alto como pueda, sin perder el control.
5. Permanezca por unos conteos, respirando normalmente.
6. Repita de cuatro a seis veces.
7. Regrese a la posición de tabla y camine con las manos de regreso hacia el balón.

Concha de una pierna

Alterne estos movimientos avanzados, para que no haga el mismo día las curvas laterales, tabla con giro lateral, la pica y la concha de una pierna. Para este último ejercicio es importante que el balón esté en el lugar correcto. No puede estar en la pelvis; debe de estar sobre el final de los muslos, cerca de las rodillas, pero sin presionarlas. Active los abdominales bajos y los músculos de la cadera para acercar y alejar el balón del cuerpo. Controle el balón —no permita que él lo controle a usted.

Propósito Fortalecer el centro. Practicar el equilibrio y la coordinación.

Advertencias • Asegúrese de que el balón esté siempre directamente en frente de las rodillas (posición tabla) o no estará en la posición correcta cuando ruede a la concha. •No se hunda en el diafragma cuando regrese a la posición de tabla.

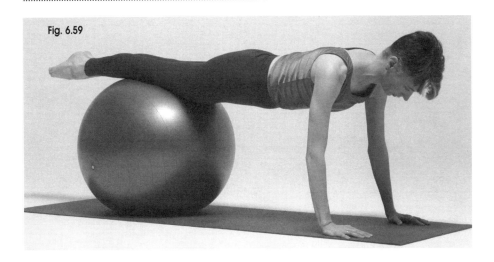

Fig. 6.59

posición inicial

Arrodíllese enfrente del balón. Avance lentamente sobre el balón y camine hacia fuera, para que las manos queden directamente abajo de los hombros y el balón esté justo enfrente de las rodillas, sobre los muslos. Apriete los muslos juntos y mantenga los lados de las rodillas en contacto (fig. 6.59).

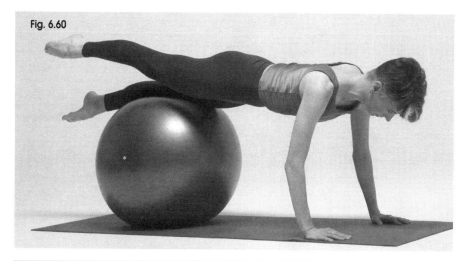

Fig. 6.60

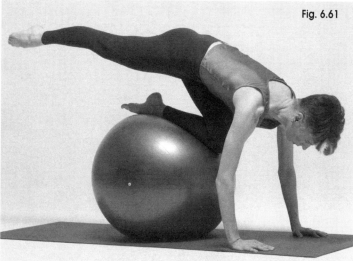

Fig. 6.61

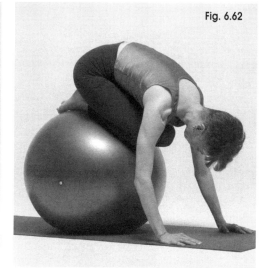

Fig. 6.62

movimiento: concha de una pierna

1. Inhale para alargar a través de la espina dorsal en la posición tabla. Levante la pierna derecha fuera del balón (fig. 6.60).

2. Exhale para usar los abdominales y la rodilla izquierda para jalar el balón debajo de usted. Deje las manos firmemente plantadas donde están sobre el tapete (fig. 6.61).

3. Inhale para llevar la rodilla derecha hacia la otra (fig. 6.62). Usted debería estar en la posición concha sobre el balón.

4. Exhale para usar ambas piernas para llevar el balón derecho hacia atrás a la posición tabla.

5. Repita de tres a cuatro veces, alternando las piernas.

6. Termine en la posición tabla. Luego levante las manos y camínelas hacia el balón.

Elevaciones laterales de rodillas

En este ejercicio el torso debería permanecer muy derecho mientras mueve las piernas. Mantenga la pierna rígida e imagine que está haciendo círculos con la pierna desde la cavidad de la cadera, no desde el tobillo o la rodilla. La rótula debería permanecer hacia delante.

Propósito Fortalecer el centro y practicar el equilibrio y la coordinación. Trabajar las caderas, glúteos y muslos.

Advertencias • No hunda los hombros ni la cintura mientras levanta la pierna. • Evite este ejercicio si tiene problemas de rodillas. • Sostenga la pierna elevada alineada con el cuerpo. Elévese sólo a una altura en la que pueda mantener el torso derecho.

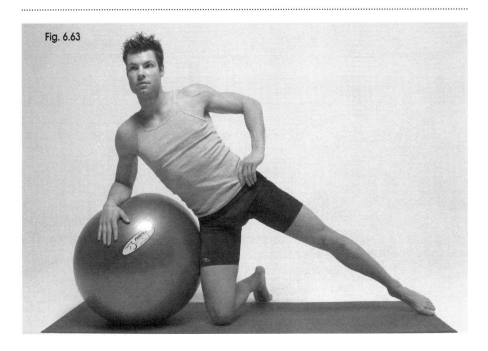

Fig. 6.63

posición inicial

Arrodíllese a un lado del balón. Coloque el antebrazo sobre el balón y estire la pierna a su lado. Coloque la mano en la cadera. Párese en forma recta sobre la rodilla, lo más cerca del balón (fig. 6.63). Mantenga la cabeza alineada en la mitad de los hombros.

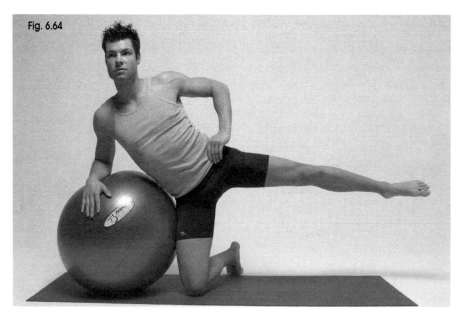

Fig. 6.64

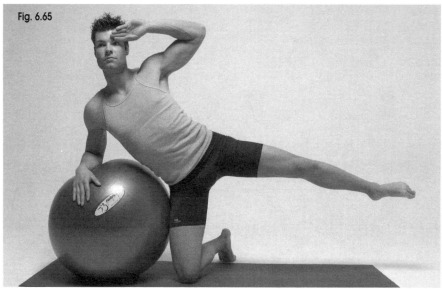

Fig. 6.65

movimiento 1: bajar y subir

1. Inhale para tensar los abdominales y estirar la pierna fuera de usted, para levantarla a la altura de la cadera (fig. 6.64).

2. Exhale para presionar la pierna hacia abajo, resistiendo la gravedad.

3. Inhale para levantar. Exhale para presionar hacia abajo.

4. Repita ocho veces.

movimiento 2: círculos pequeños

1. Inhale para tensar los abdominales y estirar la pierna lejos de usted, para levantarla a la altura de la cadera. Coloque la mano en la frente.

2. Respirando normalmente, haga cinco pequeños círculos hacia adelante y luego cinco en reversa (fig. 6.65). Mantenga el torso derecho.

3. Repita del otro lado.

La estrella

Empezamos esta tramposa postura de equilibrio, al asegurarnos que los pies están en el lugar apropiado. Volteé el pie para que toda la superficie lateral esté clavada en el tapete. Luego ponga un pie encima del otro y sólo levante la pierna después de que haya encontrado el equilibrio. Cuando la eleve, trate de mantener la cadera en ángulo recto hacia el frente y el pie flexionado. Utilice el balón para apoyarse, pero no se hunda en él.

Propósito Fortalecer el centro y practicar el equilibrio.

Advertencias • Conserve el centro muy estable y derecho; su cuerpo debería están como una tabla. • No permita que los hombros se levanten.

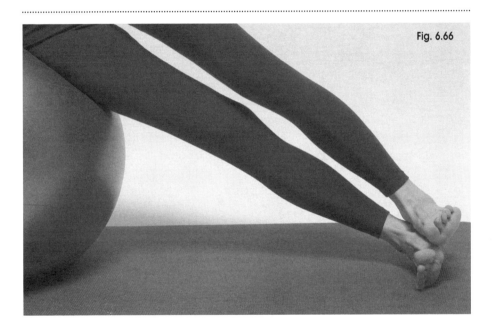

Fig. 6.66

posición inicial

Arrodíllese al lado del balón y suba en él lateralmente, asegurándose que la cadera —no la caja torácica— esté sobre el balón. Para empezar, separe las piernas al ancho de los hombros; la pierna de arriba está al frente. Apoye un brazo en el balón.

movimiento: la estrella

1. Encuentre el equilibrio y estreche su base de apoyo, para que el lado de un pie esté clavado en el tapete y el otro encima de éste (fig. 6.66). Inhale para preparar.

2. Exhale para estirar el cuerpo a una tabla lateral. No se hunda usted ni sus

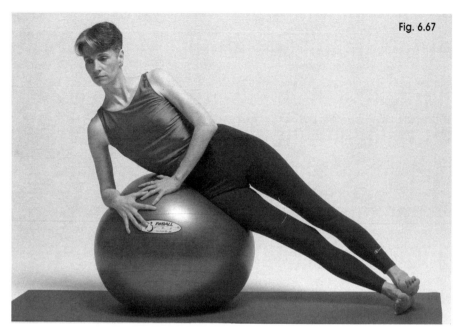

Fig. 6.67

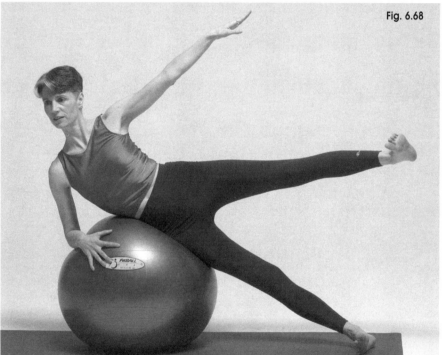

Fig. 6.68

hombros en el balón. Utilice el brazo que está sobre el balón para levantarse más alto. Presione la orilla lateral del pie en el tapete (fig. 6.67).

3. Cuando asegure la preparación, flexione el pie de arriba y levante la pierna y el brazo (fig. 6.68). Sostenga la posición y respire normalmente.

4. Regrese la pierna y el brazo y repita tres veces. Cambie de lados.

Ports de bras (*Posiciones de brazos*)

Este agraciado ejercicio debería hacerse lenta y suavemente para evitar el mareo. Moverá el brazo alrededor mientras estira el cuerpo hacia atrás y mira hacia las cuatro esquinas de la habitación. La cabeza (y la mirada) se moverá con el ademán del brazo, pero las caderas permanecerán en ángulo recto hacia el frente.

Propósito Crear un movimiento fluido hacia fuera, desde un centro seguro.

Advertencias • Trabaje lenta y suavemente para evitar el mareo. • Mantenga las caderas en ángulo recto hacia el frente.

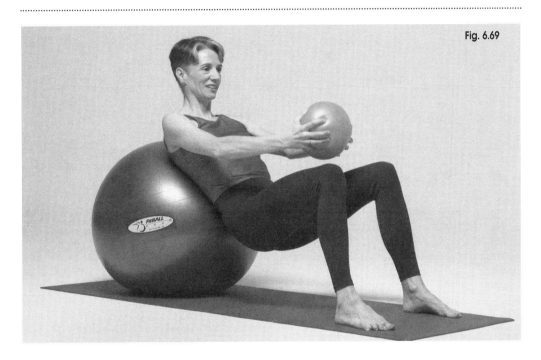

Fig. 6.69

posición inicial

Siéntese sobre el balón. Dé un paso hacia delante, doble las caderas y las rodillas y húndase hasta ponerse de cuclillas. Los pies deberán estar separados al ancho de los hombros. Sostenga el balón pequeño al nivel del corazón (fig. 6.69).

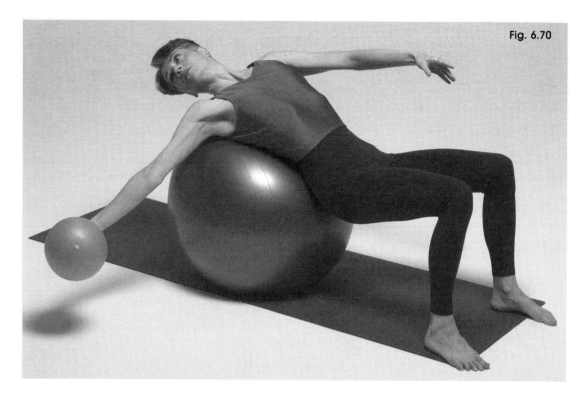

Fig. 6.70

movimiento: ports de bras (posiciones de brazos)

1. Inhale y lleve el brazo hacia atrás, siguiendo el balón pequeño con los ojos. Estire hacia atrás, para que usted vea a una esquina del cuarto (fig. 6.70).
2. Exhale y continúe el movimiento, llevando el brazo hacia atrás, hasta que quede viendo directamente a la pared que está detrás de usted (fig. 6.71).

3. Continúe para mover el brazo a fin de que usted vea la otra orilla. El cuerpo rotará en una curva lateral (fig. 6.72).
4. Regrese a la posición inicial. Inhale y revierta la dirección del círculo.
5. Haga tres círculos de cada lado, lenta y suavemente.

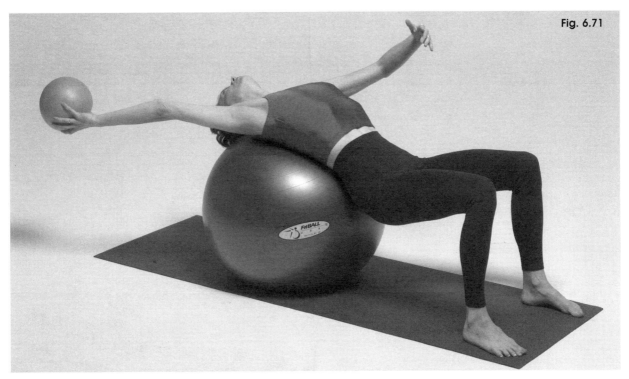

Fig. 6.71

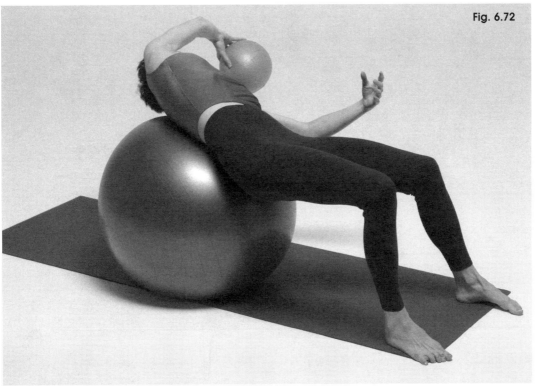

Fig. 6.72

Tabla con las manos sobre el balón

En todos los ejercicios donde se soporta el peso en las manos, es muy importante que los hombros permanezcan abajo y relajados y que los omóplatos estén pegados a las costillas y no proyectados o "volados" lejos de la caja torácica. Hacer una tabla o lagartija con las manos descansando en un balón, es mucho más desafiante que realizarla sobre una superficie estable. Mantenga el cuerpo tan rígido como una tabla y use una fuerte conexión ombligo a espina, para evitar encorvar el diafragma. Para más control recargue el balón contra la pared.

Propósito Trabajar el centro profundo y la parte superior del cuerpo, y fortalecer las habilidades de equilibrio.

Advertencias • No permita que las caderas se hundan. • Los codos deberían estar en ángulo hacia atrás, en una diagonal. • En el movimiento 2 no extienda los brazos de más cuando los estira.

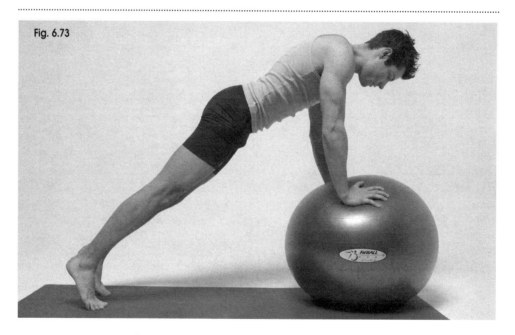

Fig. 6.73

posición inicial

Arrodíllese enfrente del balón. Coloque las manos sobre él, separadas al ancho de los hombros. Estire una pierna hacia atrás y luego la otra hasta que esté en una muy fuerte posición de tabla. Los abdominales están involucrados (fig. 6.73).

movimiento 1: tabla

1. Mantenga el cuerpo muy derecho y permanezca por unos cuantos segundos.
2. Descanse y repita tres veces, manteniendo la pose por más tiempo cada vez.

movimiento 2: agregar lagartijas

1. Inhale para doblar los codos, bajando el pecho hacia el balón.
2. Exhale para extender los codos.
3. Inhale al bajar. Exhale al extender.
4. Repita ocho veces.

De rodillas sobre el balón

La práctica hace la perfección con este formidable ejercicio de equilibrio. Todos los músculos en el centro deben estar trabajando o no podrá mantener el control. Empiece montándose en el balón con una pierna a cada lado, estrechándolo con los muslos internos y levantando los pies del suelo. Luego gradúe el equilibrio en las manos y rodillas. De ahí levántese lentamente. Cuando esté en posición, apriete los glúteos con delicadeza y mantenga el cóccix abajo. Asegúrese que el espacio a su alrededor esté completamente libre de objetos, en el caso de que pierda el equilibrio. Es posible que al principio desee que alguna persona esté al pendiente de usted.

Propósito Desafiar el centro y el equilibrio.

Advertencia • Domine un paso antes de moverse al siguiente. Lo ideal es que los pies estén fuera, no los use para agarrar el balón. Trabaje en un amplio espacio vacío.

posición inicial

Párese atrás del balón y ponga las manos en la parte superior, al ancho de los hombros.

movimiento 1: manos y rodillas sobre el balón

1. Tómese su tiempo, lentamente cambie su peso al balón, para que sólo los dedos de los pies queden colgando sobre el tapete. Las rodillas están un poco separadas.
2. Cuando sea el momento adecuado, levante los dedos de los pies del tapete y permanezca en la posición sobre las rodillas por unos cuantos segundos (fig. 6.74). Quédese ahí por el mayor tiempo posible.
3. Repita de tres a cinco veces.

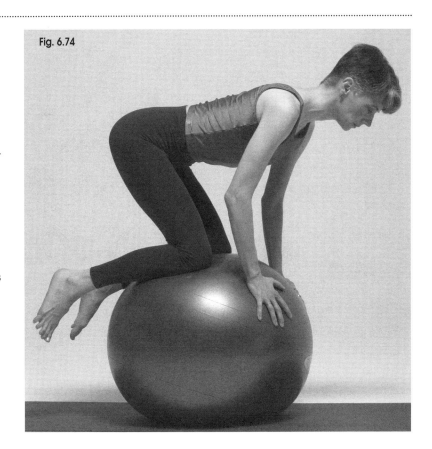

Fig. 6.74

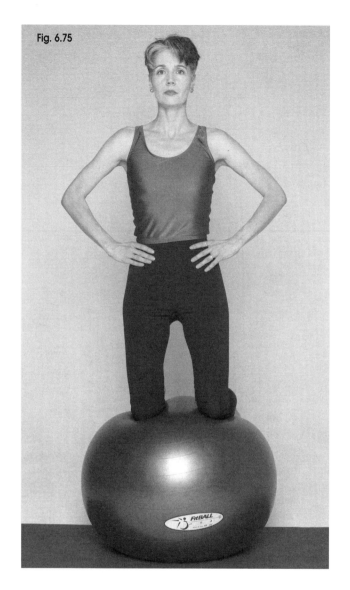

Fig. 6.75

movimiento 2: arrodillado sobre el balón

1. Después de practicar el movimiento 1 por un tiempo, poco a poco empiece a levantar la parte superior del cuerpo.

2. Estírese hacia arriba de forma derecha, con las manos en las caderas. Mantenga el cóccix caído (fig. 6.75). Respire normalmente y permanezca lo más que pueda.

3. Para salir, ponga las manos sobre el balón, ruédelo hacia atrás y coloque los pies en el tapete.

4. Repita de tres a cinco veces.

7
Las sesiones cortas
de ejercicios

Las sesiones cortas de ejercicios que siguen son en sí mismas entrenamientos completos, pero para un acondicionamiento equilibrado, necesitan estar complementadas por un programa de estiramiento, acondicionamiento aeróbico y un entrenamiento de fuerza.

Cuando seleccione las sesiones cortas de ejercicios de Abdominales con balón, sea realista al decidir el nivel en que se encuentra. Empiece su entrenamiento de abdominales con una sesión de quince minutos diarios, o una de treinta minutos, de tres a cuatro veces por semana. Siga el orden que se presenta aquí, aumentando el ritmo y la intensidad sin sacrificar la forma. Con el tiempo, usted debería cambiar con suavidad, sin problemas de un ejercicio al siguiente, sin detenerse: este acercamiento construye la resistencia y el sentido de flujo importante en todo el trabajo basado en Pilates. Aunque usted esté haciendo la misma sesión corta de ejercicios todos los días, trate de encontrar algo fresco en cada movimiento. Abdominales con balón es un trabajo muy estructurado —la concentración y el enfoque le ayudarán a descubrir nuevos niveles.

Si está entrenando para un deporte en particular, la sesión de ejercicios de quince minutos, de nivel básico, se puede usar para calentar. Sin embargo, las sesiones intermedias y avanzadas pueden cansar el centro. Resérvelos para los días de entrenamiento.

Aquí, cada sesión corta de ejercicios se ha diseñado por tiempo y nivel. Los números de página le permiten remitirse hacia atrás para las instrucciones completas; las fotografías proporcionan una rápida referencia visual. Haga de seis a ocho repeticiones de cada movimiento, a no ser que cuente con otra indicación.

Programe las sesiones de ejercicios en su rutina para mantenerse al día. Antes de lo que lo piense, notará cambios significativos en su postura, le quedará su ropa y, lo más importante de todo, cómo se siente usted en su cuerpo. ¡Disfrute Abdominales con balón y cuénteles a los demás el secreto de su éxito!

Sesión de quince minutos de ejercicios abdominales básicos

Practicando los fundamentales (pp. 19-29)

1. respiración posterior

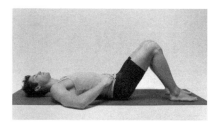

2. pelvis neutral recostándose sobre el tapete

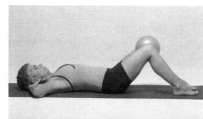

3. levantando la cabeza fuera del tapete

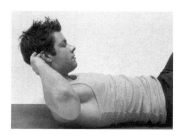

(la mirada está en las rodillas, no en en techo)

4. encontrando el piso pélvico

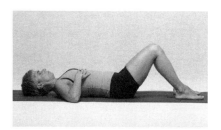

(imagine el piso pélvico suavemente hundido hacia arriba y tensado)

5. sentir el transversus abdominis

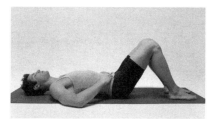

(coloque los dedos a cinco centímetros de los huesos de la cadera, para sentir la presión cuando el piso pélvico se contrae).

Rizos abdominales con balón pequeño (p. 30)

6. rizos abdominales

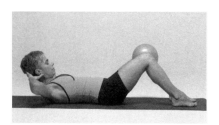

(use la exhalación para hundir con suavidad el ombligo y levantar la cabeza)

Medio giro en alto con estiramiento de brazos y piernas en posición mesa (p. 32)

7. sin estiramiento de brazos

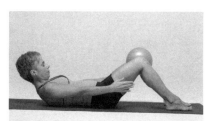

8. con estiramiento de brazos

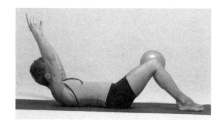

(si tiene el cuello tenso, sostenga una mano detrás de la cabeza)

Extensiones cortas con balón pequeño (p. 35)

9. conectando el ombligo a la espina

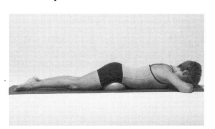

(use un balón muy desinflado debajo de la pelvis)

10. extensiones sencillas de pierna

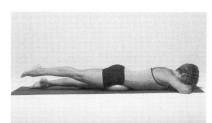

11. estiramiento de concha

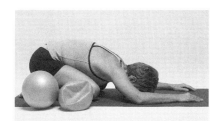

(con problemas de rodillas, haga concha lateral)

Media rodada hacia abajo (p. 38)

12. media rodada hacia abajo

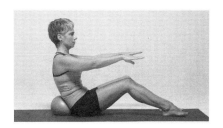

(conserve la curva C al sostener el ombligo hundido)

13. media rodada hacia abajo con oblicuos

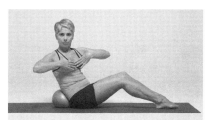

Rodando con un balón (p. 40)

14. sin rodar hacia atrás

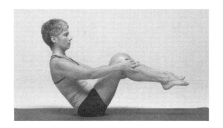

15. rodando como un balón

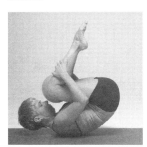

Estiramiento sencillo de pierna (p. 42)

16. cabeza abajo o levantando la cabeza

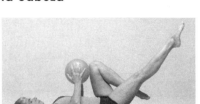

(si tiene dolor de espalda baja, mantenga las piernas en alto)

Giros oblicuos (p. 45)

17. giro oblicuo

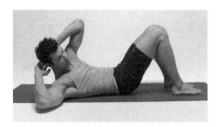

(mantenga la pelvis estable y ancle en posición neutral)

18. sólo apretar

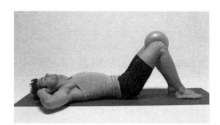

(evite curvear el cóccix al apretar)

Rizos abdominales sobre balón pequeño (p. 51)

19. rizos abdominales

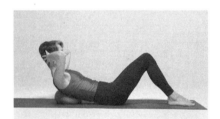

(hunda el ombligo y mantenga la pelvis en neutral)

20. agregar giros oblicuos

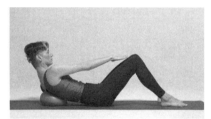

(ocho veces del mismo lado, luego repita del otro)

Rodadas de cadera con balón pequeño (p. 49)

21. rodada sencilla de cadera

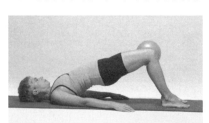

(imagine a cada vértebra moviéndose individualmente)

22. con brazos estirados

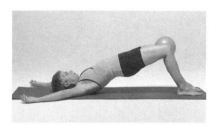

(apriete los glúteos juntos, el piso pélvico está involucrado)

Sesión de treinta minutos de ejercicios abdominales básicos

Practicando los fundamentales (pp. 19-29)

1. respiración lateral

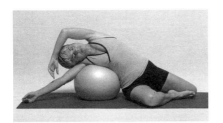

(ambos lados)

2. pelvis neutral recostándose en el tapete

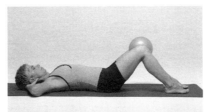

3. conectando ombligo a espina

(sostenga la contracción por 10 segundos, respirando normalmente)

4. agregar elevación de manos y contracción

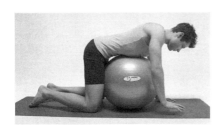

5. ejercicio de elevador del piso pélvico

(pausa en cada tres "pisos" para una contracción de 5 a 10 segundos)

Rizos abdominales con balón pequeño (p. 30)

6. rizos abdominales

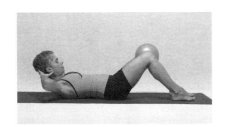

Medio giro en alto con estiramiento de brazos y piernas en posición mesa (p. 32)

7. con estiramiento de brazos

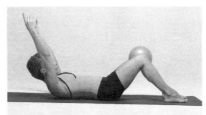

8. agregar piernas en mesa

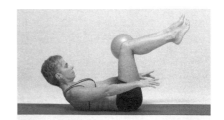

(mantener piernas cerca del cuerpo hasta que se fortalezca)

165

Extensiones cortas con balón pequeño (p. 35)

9. conectando ombligo a espina

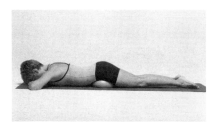

10. extensión breve

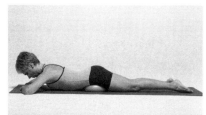

11. extensión sencilla de pierna

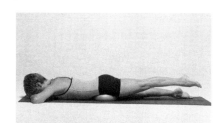

12. extensión sencilla de brazo

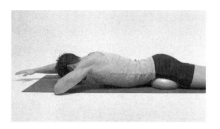

13. estiramiento de concha

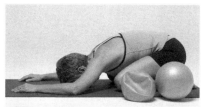

(repetir del mismo lado cinco veces y luego cambie de brazo)

Media rodada hacia abajo (p. 38)

14. media rodada hacia abajo

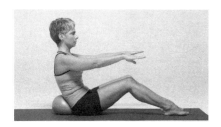

(evite abultar los abdominales—un signo seguro de que la conexiónse ha perdido)

15. media rodada hacia abajo con oblicuos

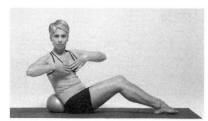

Rodando como un balón (p. 40)

16. rodando como balón

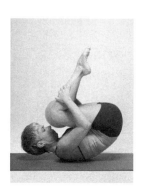

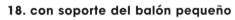

Estiramiento sencillo de pierna (p. 42)

17. pasando el balón debajo de la pierna

18. con soporte del balón pequeño

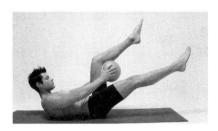

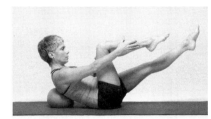

Giros oblicuos (p. 45)

19. giro oblicuo

20. sólo apretar

21. verificar los abdominales profundos

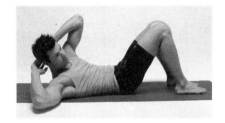

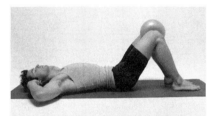

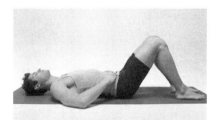

Trabajo de lado con balón pequeño (p. 47)

22. apretar con los muslos

23. presionar con la pierna de arriba

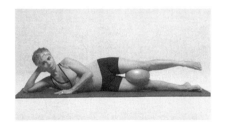

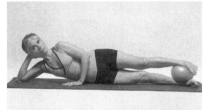

24. apretar tobillos y levantar

25. círculos de muslos internos

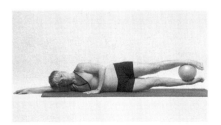

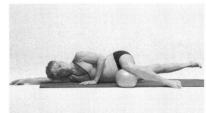

(repetir el trabajo de lado, de ambos lados)

La cascada (p. 53)

26. la cascada

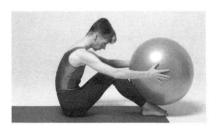

(evite con dolor de espalda baja)

Rodadas de cadera en balón grande (p. 55)

27. rodada común de cadera

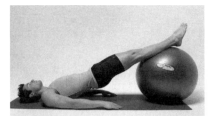

28. sostener la pelvis en el aire

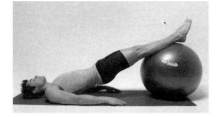

(sostener pelvis rígida de 15 a 20 segundos, respirar normalmente)

Rodadas de cadera con equilibrio (p. 56)

29. levantar muñecas

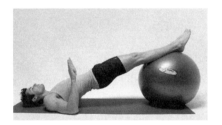

30. levantar cabeza

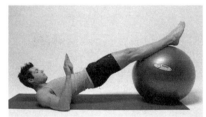

(no arqueé de más en la cima, al levantar la pelvis demasiado alto; respire normalmente)

Equilibrio con balón (p. 65)

31. usando la pared

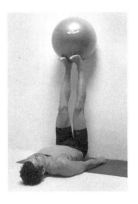

(use un balón pequeño debajo de las caderas, para tensar la espalda baja y los *hamstrings*)

Caminar hacia arriba y abajo (p. 61)

32. dedos sobre el balón

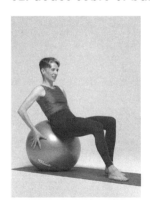

(use un tapete adherible o zapatos con suela de hule; agregue velocidad cuando sienta que es el momento adecuado)

33. manos fuera del balón

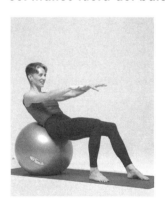

Rodando de un lado al otro (p. 64)

34. rodar de un lado al otro

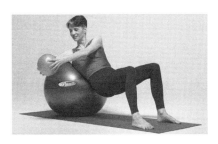

(mantenga la pelvis en ángulo recto hacia el frente)

Rizos abdominales con balón grande (p. 58)

35. caderas arriba

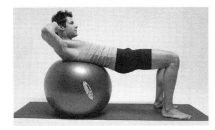

(ocho repeticiones de un lado, luego cambie al otro)

36. variación de oblicuos

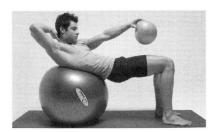

Rodadas de cadera con extensiónes de piernas (p. 50)

37. estiramiento hacia atrás con abdominales

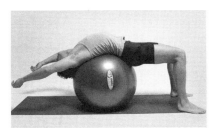

(evite si tiene dolor de espalda baja)

38. rodada común de cadera

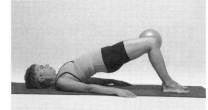

39. con extensiónes de piernas

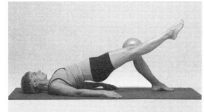

Abridores del cuerpo (p. 114)

40. abridores del pecho superior

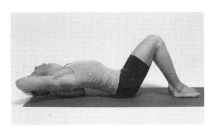

41. abridores del pecho superior, con giro

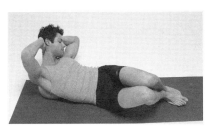

Sesión de quince minutos de ejercicios abdominales intermedios

Practicando los fundamentales (pp. 19-29, 68-74)

1. sentado, encontrar el centro

2. elevación de dedos de los pies/piernas elevadas y extendidas

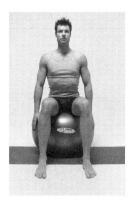
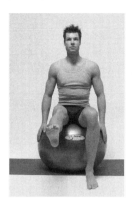

(mantenga la conexión profunda de 10 a 25 segundos, descanse de 10 a 25 segundos)

3. respiración posterior

4. ejercicios de elevador del piso pélvico

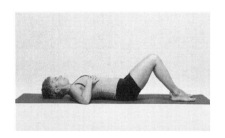
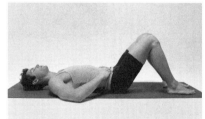

Rizos abdominales con balón pequeño (p. 30)

5. rizos abdominales

La cascada (p. 53)

6. La cascada

Giro en alto completo (p. 75)

7. el giro en alto completo

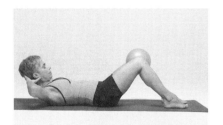
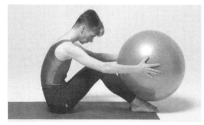
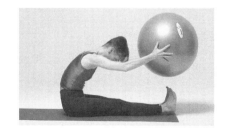

(evite con dolor de espalda baja)

(evite con dolor de espalda baja)

Rodando como un balón (p. 40)

8. con balón grande

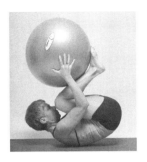

Doble estiramiento de pierna (p. 77)

9. con soporte de balón pequeño

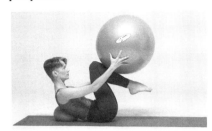

10. sin soporte de balón pequeño

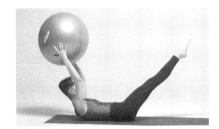

(si tiene tensión en el cuello, mantenga la cabeza en el tapete)

Bajar y levantar (p. 82)

11. bajar y levantar

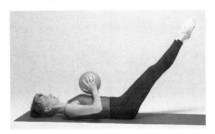

(mantenga la espalda baja sobre el tapete; no use el impulso)

Giro de espina dorsal (p. 86)

12. rodillas dobladas

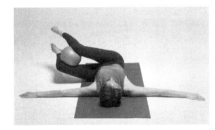

Círculos de piernas, bicicleta y tijeras al aire (p. 88)

13. abrir y cerrar

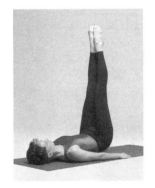

(use la conexión ombligo-a-espina para mantener la espalda baja anclada en el balón)

14. círculos de piernas

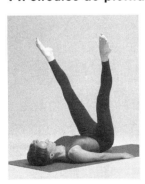

(ambas direcciones)

15. tijeras al aire

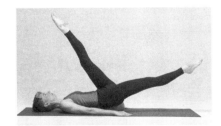

16. bicicleta al aire

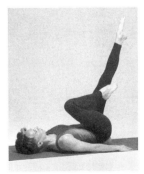

(cinco "golpes de pedal" en una dirección, luego invierta el sentido)

Apretar muslos y tobillos y cisne soportado (p. 93)

17. apretar muslos

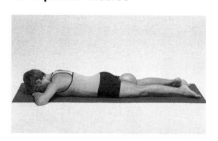

18. apretar el balón con los tobillos

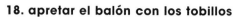
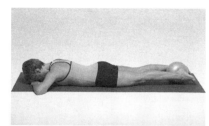

19. levantar el balón y apretar

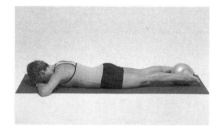

20. el gato

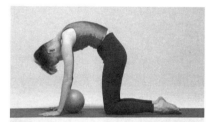

Sobre los codos (p. 91)

21. doblar y estirar las piernas

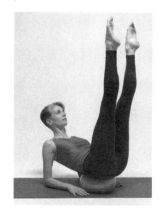

22. abrir y cerrar las piernas

(no se hunda entre los hombros)

Extensiones de espalda sobre rodillas (p. 101)

23. de rodillas

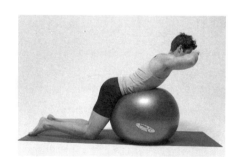

Concha de lado con patada (p. 106)

24. sin patada

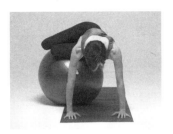

25. con patada

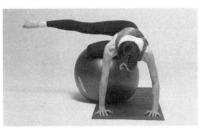

(asegúrese que el balón esté en la posición
apropiada, antes de rodar a la concha)

26. concha sobre el balón

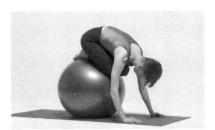

Sesión de treinta minutos de ejercicios abdominales intermedios

Practicando los fundamentales (pp. 19-29, 68-74)

**1. elevación de rodilla sencillo,
ejercicio estabilizador**

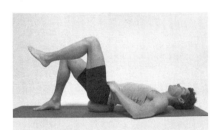

(lentamente levantar y bajar la pierna,
manteniendo la conexión abdominal)

**2. doble elevación de rodilla,
ejercicio estabilizador**

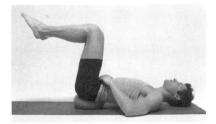

3. respiración lateral

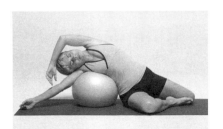

(ambos lados)

**4. pelvis neutral recostándose
en el tapete**

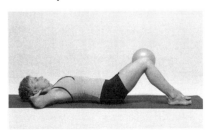

Rizos abdominales con balón pequeño (p. 30)

5. rizos abdominales

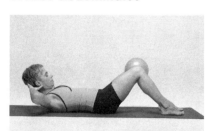

6. sostener la contracción

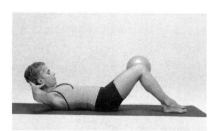

(sostenga por tres segundos)

La cascada (p. 53)

7. la cascada

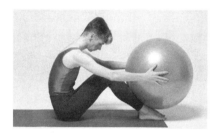

(evite con dolor de espalda baja)

Giro en alto completo (p. 75)

8. el giro en alto completo

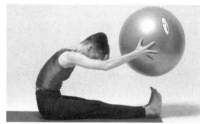

(evite con dolor de espalda baja)

Doble estiramiento de pierna (p. 77)

9. sin soporte de balón pequeño

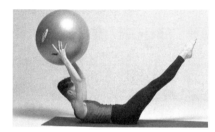

Preparación de rompecabezas (p. 79)

10. pies sobre el tapete

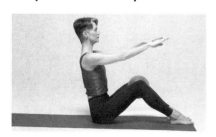

11. piernas en el aire

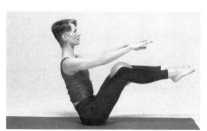

Piernas hacia arriba y bicicleta (p. 84)

12. pierna hacia arriba

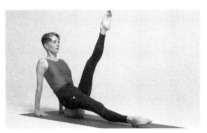

(tres patadas de cada lado)

13. bicicleta sentándose en el balón

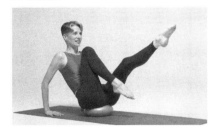

(trabajar por unos cuantos conteos en dirección, luego inviértala)

14. piernas en forma de V

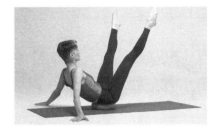

(coloque las manos abiertas sobre el una tapete y cambie el peso ligeramente hacia atrás)

Giro de espina dorsal (p. 86)

15. rodillas dobladas

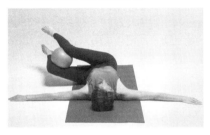

(apriete abdominales conforme lleve las pesadas piernas por el centro)

16. piernas estiradas

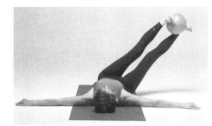

Apretar los muslos y los tobillos y cisne sostenido (p. 93)

17. apretar los muslos

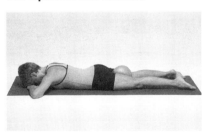

18. levantar balón y apretar

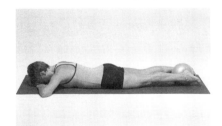

19. doblar las rodillas y apretar

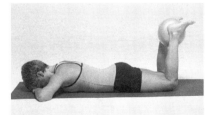

20. cisne sostenido

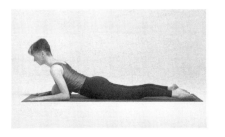

21. el gato

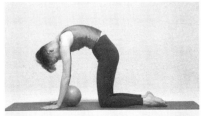

(no se hunda entre los hombros)

Doblar y estirar (p. 96)

22. doblar y estirar

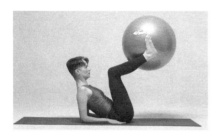

23. con giro de balón

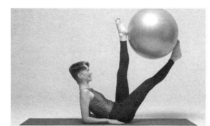

Ejercicios abdominales hacia atrás (p. 98)

24. ejercicios abdominales hacia atrás

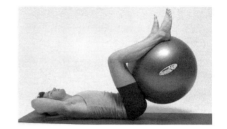

(mantenga las piernas a 45 grados o más en ambos ejercicios)

(mantenga la espalda baja presionada conforme levante ligeramente las caderas del tapete)

Rodadas de cadera con equilibrio (p. 56)

25. sostenga la pelvis al aire

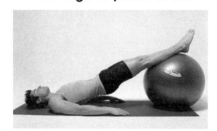

26. levantar muñecas

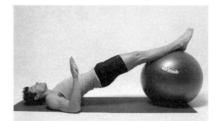

27. levantar cabeza

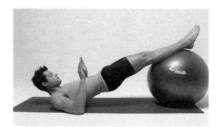

Elevación de cadera (p. 99)

28. elevación de cadera

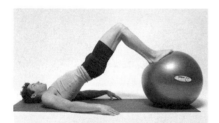

29. estiramiento de *hamstrings*

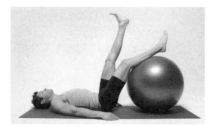

Equilibrio con balón (p.65)

30. fuera de la pared

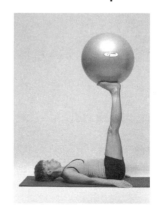

(repita tres veces y trate con un balón pequeño)

Elevaciones (p. 102)

31. elevación de lado

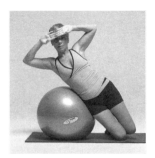

(mantenga el cuerpo "rígido como una tabla": trabaje ambos lados)

Ejercicios abdominales laterales (p. 103)

32. manos cruzando el pecho

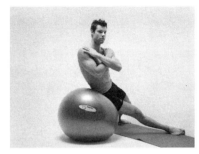

(use la pared para estabilizar los pies; trabaje ambos lados)

Tablas (p. 104)

33. ambos pies sobre el balón

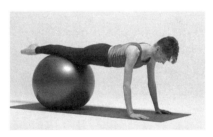

34. levantar un pie o un pie al lado

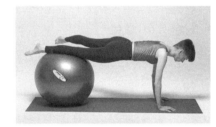

(comprometa los abdominales para proteger la espalda baja e impedir que el cuerpo se arqueé)

Extensiones de espalda de rodillas (p. 101)

35. de rodillas

(repita ambos lados)

Arabesco (p. 108)

36. la cigüeña

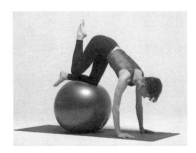

(repita 2 ó 3 veces de ambos lados)

37. el arabesco

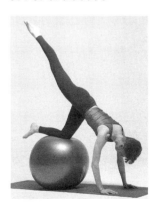

(repita 2 ó 3 veces de ambos lados)

Equilibrio de mesa (p. 112)

38. equilibrio de mesa

39. manos fuera

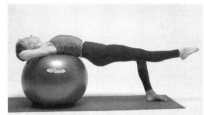

40. estiramiento hacia atrás y abdominales

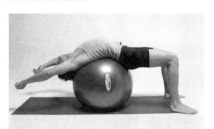

Sesión de quince minutos de ejercicios abdominales avanzados

Practicando los fundamentales (pp. 19-29, 68-74, 117-121)

1. una pierna de pie: el papalote

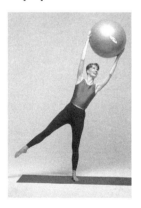

2. una pierna de pie: el árbol

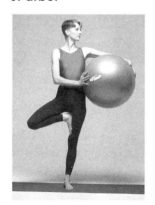

3. pies en uno o dos balones pequeños

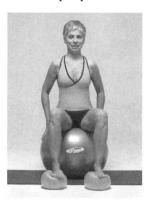

4. elevación de rodillas estabilizando ejercicios sobre el balón pequeño

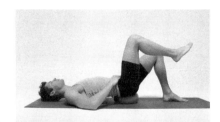

Rizos abdominales con balón pequeño (p. 30)

5. rizos abdominales

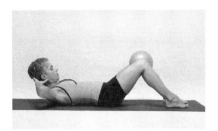

El cien (p. 122)

6. el cien

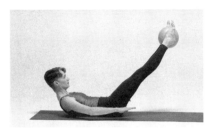

(apriete suavemente al exhalar)

Giro en alto completo (p. 75)

7. giro en alto completo

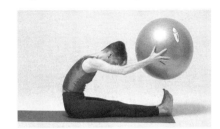

Rodando como un balón (p. 40)

8. con balón grande

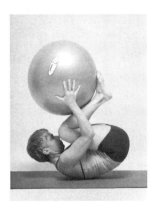

Doble estiramiento de Pierna (p. 77)

9. sin soporte de balón pequeño

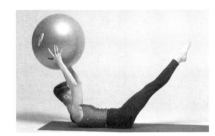

Voltereta (p. 123)

10. balón grande o pequeño en tobillos

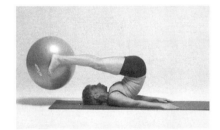

(no lleve su peso tan atrás que oprima el cuello; evite si tiene problemas de cuello o espalda baja)

Puente lateral sobre balón pequeño (p. 130)

11. puente lateral

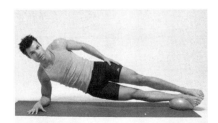

(sostenga de 5 a 10 segundos; repita del otro lado)

Extensión caballo mecedor (p. 135)

12. conectando ombligo a espina

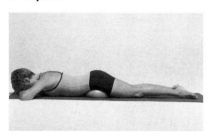

13. extensión pequeña

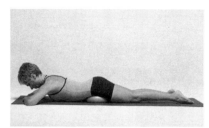

14. extensión caballo mecedor

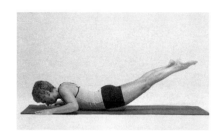

15. estiramiento de concha

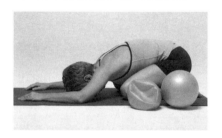

Tijeras (p. 137)

16. tijeras

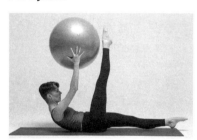

Rompecabezas (p. 139)

17. piernas derechas al aire

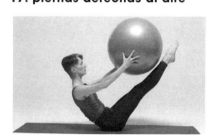

(puede hacerse con balón pequeño o grande)

Curva lateral y giro (p. 142)

18. curva lateral

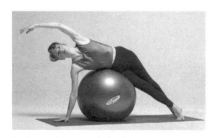

(evite ambos movimientos, con problemas en muñecas, hombros o cuello)

19. agregar giro

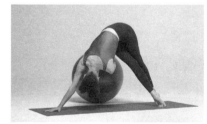

(repita dos veces y cambie de lado)

La pica (p. 148)

20. la pica

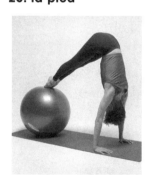

Equilibrio de mesa (p. 112)

21. equilibrio de mesa

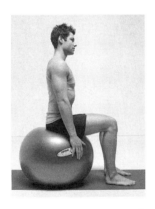

Tablas (p. 104)

22. levantar un pie o levantar un pie de lado

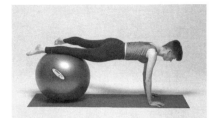

23. concha sobre balón

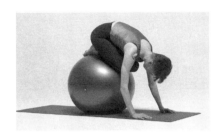

Sesión de treinta minutos de ejercicios abdominales avanzados

Practicando los fundamentales (pp. 19-29, 68-74, 117-121)

1. sentado, espina neutral

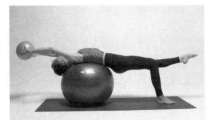

2. sentado, encontrando el centro

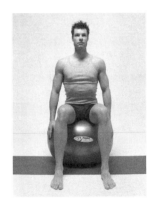

3. elevación de dedos de los pies, piernas levantadas y extendidas

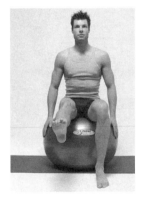

4. mano y pie opuestos, cinco centímetros

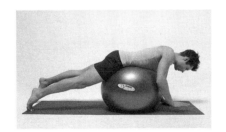

5. mano y pie opuestos, altura total

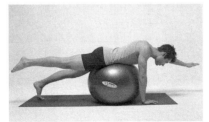

6. respiración posterior

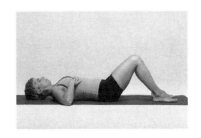

El cien (p. 122)

7. el cien

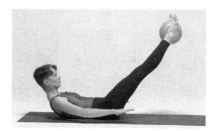

Estiramiento sencillo de pierna (p. 42)

8. levantando la cabeza

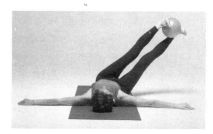

9. pasando el balón bajo la pierna

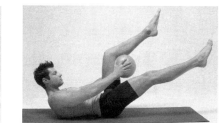

Giro de espina dorsal (p. 86)

10. rodillas dobladas

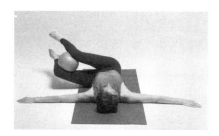

11. piernas estiradas

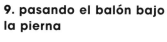

Tirabuzón (p. 126)

12. con soporte de balón pequeño

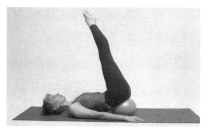

(para empezar, haga los círculos pequeños)

13. tirabuzón completo

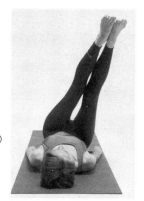

(tres repeticiones de cada dirección, alternando el sentido del círculo; haga la preparación del tirabuzón, si no está listo para el completo)

Extensión caballo mecedor (p. 135)

14. extensión pequeña

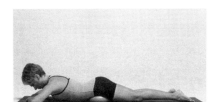

15. extensión caballo mecedor

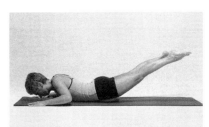

16. estiramiento de concha

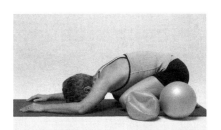

Bumerang (p. 132)

17. el bumerang

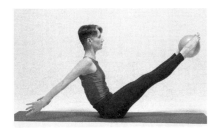

(mantener las rodillas si es necesario)

Sobre los codos (p. 91)

**18. doblar y estirar
las piernas**

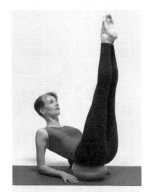

**19. abrir y cerrar las
piernas**

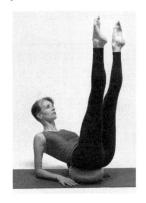

Pierna arriba y bicicleta
(p. 84)

**20. piernas arriba o bicicleta
sentado sobre balón**

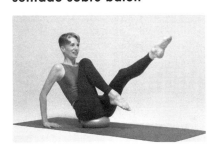

21. piernas en forma V

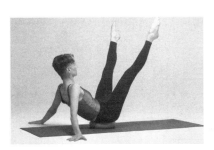

La cascada
(p. 53)

22. la cascada

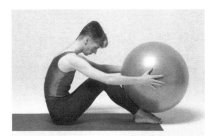

Giro en alto completo (p. 75)

23. el giro completo en alto

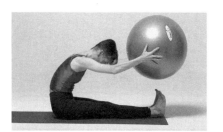

Doble estiramiento de pierna (p. 77)

24. doble estiramiento de pierna

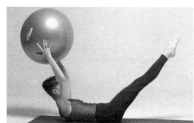

Tijeras (p. 137)

25. tijeras

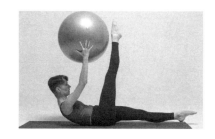

Rompecabezas (p. 139)

26. piernas derechas al aire o sobre el tapete

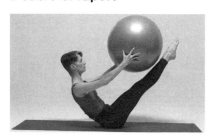

Doblar y estirar (p. 96)

27. con giro de balón

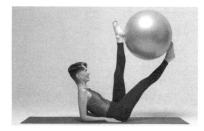

Elevación de cadera (p. 99)

28. Elevación de cadera sobre balón grande o pequeño

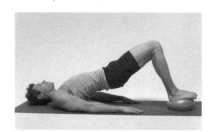

29. estiramiento de *hamstrings*

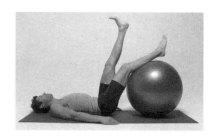

Tabla con giro lateral (p. 146)

30. tabla con giro lateral

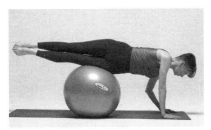

(mantenga las piernas derechas y el cuerpo "rígido como una tabla")

Concha de una pierna (p. 149)

31. concha sencilla de pierna

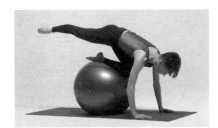

32. concha sobre el balón

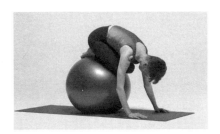

Elevaciones laterales de rodillas (p. 151)

33. bajar y subir

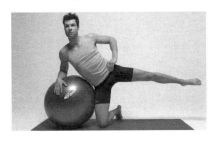

34. círculos pequeños

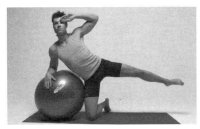

(imagine que está haciendo círculos desde las cavidades de la cadera, no del tobillo)

Rizos abdominales con balón grande (p. 58)

35. caderas arriba

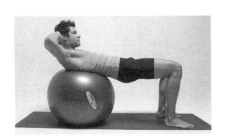

36. variación de oblicuos

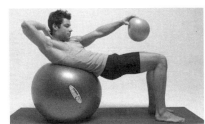

Ports de bras (Posiciones de brazos) (p. 155)

37. ports de bras (posiciones de brazos)

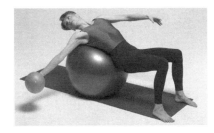

(mantenga este movimiento lento y suave para impedir el mareo)

La estrella (p. 153)

38. la estrella

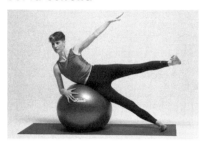

Tabla con manos sobre el balón (p. 158)

39. tabla o agregar abdominales

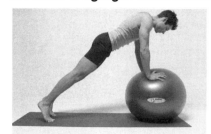

De rodillas sobre el balón (p. 159)

40. manos y rodillas sobre el balón

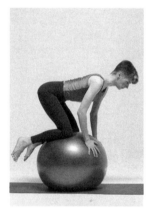

(domine un nivel antes de moverse al siguiente)

41. de rodillas sobre el balón

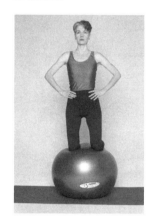

42. estiramiento hacia atrás y abdominales

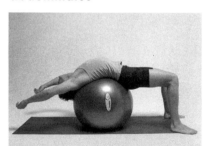

Fuentes

Libros

Craig, Colleen. *Pilates con balón*. Rochester, Vt: Inner Traditions en Español, 2003.

Creager, Caroline. *Bounce Back into Shape After Baby*. Berthoud, Colo.: Executive Physical Theraphy, Inc. 2001.

Goldenberg, Lorne and Peter Twist. *Strength Ball Training*. Champaign, Ill.: Human Kinetics, 2002.

Jemmett, Richard. *Spinal Stabilization: The New Science of Back Pain*. Halifax: RMJ Fitness and Rehabilitation Consultants, 2002.

Lindford, Monica. *Awaken Your Body, Balance Your Mind: Chi Ball Method*. London: Thorsons, 2000.

McGill, Stuart. *Low Back Disorders: Evidence-based Prevention and Rehabilitation*. Champaign, Ill: Human Kinetics, 2002.

Posner-Mayer, Joanne. *Swiss Ball Applications for Orthopedic and Sport Medicine*. Longmont, Colo.: Ball Dynamics International, Inc., 1995.

Richardson, Carolyn, Gwendolen Jull, Julie Hides and Paul Hodges. *Therapeutic Exercise for Spinal Segmental Stabilization in Law Back Pain*. London: Churchill Livingstone, 1999.

Robinson, Lynne and Gordon Thomson. *Body Control the Pilates Way*. London: Boxtree, 1997.

Searle, Sally and Cathy Meeus. *Secrets of Pilates*. New York: DK Publishing Inc., 2002.

Ungaro, Alycea. *Pilates Body in Motion*. New York: DK Publishing Inc., 2002

Siler, Brooke. *The Pilates Body*. New York: Broadway Books, 2000.

Stott-Merrithew, Moira and Beth Evans. *Comprehensive Matwork Manual*. Toronto: Merrithew Corporation, 2001.

Winsor, Mari. *The Pilates Powerhouse*. Cambridge, Mass.: Perseus Books, 1999.

Zake, Yamuna and Stephanie Golden. *Body Rolling: An Approach to Complete Muscle Release*. Rochester, Vt.: Healing Arts Press, 1997.

Videocasetes de ejercicios con balón

Colleen Craig's On the Ball: An Innovative Ball Video Based on the Work of Josheph Pilates, VHS/Color/45 mins. www.pilatesontheball.com

Pilates Mini-Ball Workout with Leslie Bender, VHS/Color.

Paul Chek's Swiss Ball Exercises for Better Abs, Buns and Backs, VHS/Color/61 mins.

Exercises for the Pelvic Floor by Beate Carrière, VHS/Color/25 mins.

Fitball—Back to Functional Movement by Trish Scott, VHS/Color/30 mins.

Fitball—Upper Body Challenge and Fitball—Lower Body Challenge by Cheryl Soleway, VHS/Color/45 mins cada uno.

Swiss Ball Applications for Orthopedic and Sports Medicine by Joanne Posner-Mayer, VHS/Color/90 mins.

Los videocasetes se pueden ordenar a través de Ball Dynamics International; ver la siguiente página para solicitar información; el video *Colleen Craig's On the Ball*, se puede ordenar a través de Know Your Body Best, en Canadá y Ball Dymanics International, en los Estados Unidos.

Balón y video: información de pedidos

Ball Dynamics International, Inc.
Fabricantes de Fitball®. Catálogo de ejercicios con balones, videocasetes y accesorios. 800-752-2255.
www.fitball.com

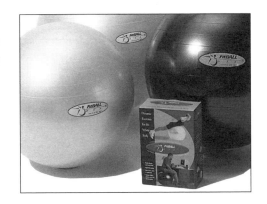

Know Your Body Best
Distribuidor canadiense de ejercicios con balón, cinta de video de *Colleen Craig's On the Ball*, equipo de masaje terapéutico y accesorios.
800-881-1681 (en Canadá).
www.knowyourbodybest.com

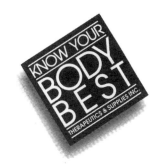

Reconocimientos

En mi constante entrenamiento Pilates he tenido el agrado y la gran suerte de trabajar con extraordinarios maestros. Me gustaría sinceramente agradecer a Moira Stott-Merrithew por darme a conocer y certificarme en Stott Pilates. Cuando dejé el extensivo programa de certificación de Moira y me encontré a mí misma enseñando, empecé a apreciar completamente la inteligencia de su contemporáneo acercamiento. También he aprendido mucho de otros maravillosos maestros y colegas: Beth Evans, Mariane Braaf, Syl Klotz, Elaine Biagi-Turner, Connie Di Salvo, Mari Naumovski y Danielle Belec. Además están aquellos cuyos talleres, videos, libros o debates que encuentro invaluables: Tanya Crowell, Frank Bach, Karen Carlson, Diane Woodruff, Cheryl Soleway, Paul Chek, Trish Scott, Caroline C. Creager, Leslee Bender, Miyuki Yamaguchi, Janet Davis, Janet Lemon, Esther Myers, Anne-Marie Hood, Laura Misek, Amah Heubi, Petra Dobesova, Katja Hambrecht, Irene Gerstner-Mühleck, Enrico Ceron y Paola del Fabbro. Los conceptos detrás de Abdominales con balón, estuvieron influenciados por las enseñanzas de Joseph Pilates y la investigación y sabiduría de Rick Jemmett, Joanne Posner-Mayer, Stuart McGill, Carolyn Richardson, Gwendolen Jull, Paul Hodges, Julie Hides y Beate Carrière.

Estoy muy agradecida con los patrocinadores y distribuidores que proporcionaron los balones y por el generoso financiamiento de las fotografías que aparecen en el libro; en Canadá, Donna Micallef y Constance Rennett y su muy trabajador equipo en Know Your Body Best; en los Estados Unidos, Dayna Gutru y sus socios en Ball Dynamics International. Muchas gracias a Daniella Smoller de Thera Med en Sudáfrica, Trish Scott de IncrediBall Enterprises en Vancouver y Nevio Cosani y la fábrica Ledraplastic en Italia, por invitarme a presentar mi trabajo.

Le agradezco a Susan Lee, de Canadian Personal Trainers Network y Mari Naumovski, de BodySpheres, quienes leyeron y dieron sus comentarios en los primeros borradores del manuscrito. Muchas gracias a Claire Letemendia cuya experimentada editorial ayudó enormemente a dar forma y refinar el manuscrito. También agradezco a Mari Jover-Stapinski y a Simon Fortin por aparecer en el libro conmigo. Gracias a David Hou por sus maravillosas fotografías e ilustraciones instructivas y a Liz Robertson por el maquillaje. Gracias a Paul Robinson de la Varsity Shop de la Universidad de Toronto, por su generoso suministro de la ropa para los libros y el video.

Me gustaría aprovechar la oportunidad para agradecer a Susan Davidson, mi editora y sus colegas en Healing Arts Press, quienes con tanto éxito lanzaron al mundo *Pilates con balón*. En especial, Susan hizo un proceso de publicación extremadamente gratificante para ambos libros. Su sereno acercamiento y experta dirección, transformaron a estos dos desordenados manuscritos en libros verdaderos y maravillosos. Gracias a Peri Champine por crear las sensacionales portadas, Jon Graham por creer (junto con Susan) en *Pilates con balón*, Jeanie Levitan, Rob Meadows y el resto de los equipos de diseño, producción y publicidad de Healing Arts Press. Me gustaría extender mi agradecimiento a Tara Persaud y Alan Zweig de Ten Speed Press; mi agente, David Johnston; mi contador, John Chaplin y Tony Yue de Creative Post. Un especial agradecimiento a Marie Lussier quien me proporcionó generosamente servicios legales.

Estoy mucho más agradecida por el firme y amoroso apoyo de mi familia y amigos. Dominque Cardona y Laurie Colbert por ofrecerse a filmar mi video; Lynne Viola (y Monty) por inalterable apoyo a través de los años; mis padres, Lorraine y David Craig; hermana, Jane Welch y sobrinas, Lyndsey y Lauren. Finalmente, estoy bendecida por mis muchos leales estudiantes a quienes les doy muchas, muchas gracias.